中医师承经典必背丛书

中医心法必背

主编 邹运国 高 侃
协编 孙秀丹 谭学艾
      刘家孝 张 鹏

中国健康传媒集团
中国医药科技出版社

图书在版编目（CIP）数据

中医心法必背/邹运国，高侃主编. —北京：中国医药科技出版社，2015.9

（中医师承经典必背丛书）

ISBN 978-7-5067-7494-9

Ⅰ.①中… Ⅱ.①邹… ②高… Ⅲ.①中医学-临床医学 Ⅳ.①R24

中国版本图书馆 CIP 数据核字（2015）第 098675 号

美术编辑	陈君杞
版式设计	郭小平
出版	**中国健康传媒集团** | 中国医药科技出版社
地址	北京市海淀区文慧园北路甲 22 号
邮编	100082
电话	发行：010-62227427　邮购：010-62236938
网址	www.cmstp.com
规格	889×1194mm $^1/_{64}$
印张	$6\,^7/_8$
字数	156 千字
版次	2015 年 9 月第 1 版
印次	2022 年 1 月第 7 次印刷
印刷	廊坊市海玉印刷有限公司
经销	全国各地新华书店
书号	ISBN 978-7-5067-7494-9
定价	18.00 元

版权所有　盗版必究

举报电话：010-62228771

本社图书如存在印装质量问题请与

获取新书信息、投稿、为图书纠错，请扫码联系我们。

内容提要

本书将《医宗金鉴》中极具临床实战的心法悉数收录，能"使为师者由是而教，为弟子者由是而学"，主要从伤寒、杂病、妇科、儿科、外科入手，逐字点校、精心编排，并以口袋书的方式呈现，便于携带。本书适用于中医院校学生、民间中医工作者、西医学习中医者以及广大的中医爱好者、初学者阅读参考。

总前言

如果说中医是高山，那么，拿什么来作为登上高峰的工具呢？如果说中医是大海，那么，拿什么来作为到达彼岸的道具呢？这便是中医传承路上必须面临的一个值得深入思考的话题。

在中医的传承路上，每一个名医大家，都拥有独特的传家宝。那么这些传家宝是否可以"用之四海而皆准"呢？答案是肯定的！那些传家宝就是历代医家留下来的脍炙人口的经典名句。

本套丛书编者结合中医世家祖传、民间中医师承以及中医院校科班学习的必要性，将中医从入门到提高必须要掌握的经典名句进行优中选精、精中选优，精心校对，给广大读者一个快捷而又恰当的路径，能够迅速入门和快速提升。

《中医入门必背》主要从中药、方剂、诊断、综合和针灸入手，精选中医史上最经典、最基础、最具代表性的经典歌赋，朗朗上口，易读易记，以使一入门就能很快掌握中医的基本功。

《中医心法必背》主要从伤寒、杂病、妇科、儿科、外科入手，将极具临床实战的心法悉数收录，"使为师者必由是而教，为弟子者必由是而学"。

《中医临床必背》主要从四大经典和温病学派的精品言论入手，精选中医史上最经典、最实用、最具临床性的经典条文，言言金石，字字珠玑，能将中医的理法方药融为一体，切于临床实用。

中医界也一直流传着"读经典，做临床"的铁律，在"读经典"的过程中，务必先要将备受推崇、历久弥新的中医经典著作，以及确切实用的中医基本知识进行背诵。我们常说的"书读百遍，其义自见"，实际上就是一个"从熟悉到熟练,从熟练到生巧"的过程。也只有经典烂熟于心,才能领悟中医的精妙,在"做临床"的时候才能有的放矢、屡试屡效。纵观历代名医的成才之路,我们会惊奇地发现——经典的功夫越深,发展的后劲才会越大。今时的我们,应该借鉴古今名医成长成才的共同经验,扎好中医的基本功,以便于今后在临床中施展才华、大展拳脚。

为了保持经典原貌,凡入药成分涉及国家禁猎和保护动物的(如犀角、虎骨等),原则上不改。但在临床应用时,应使用相关的代用品。

本次选编的内容,既符合中医世家祖传,又适合民间中医师承,也适合西医学习中医,更适合中医院校科班,可以说是集大成、聚经典的一次汇编,希望能够将中医的传承落到实处。

2015 年夏于北京

目录

第一部分 伤寒心法要诀

第二部分 杂病心法要诀

第三部分 妇科心法要诀

调经门	102
经闭门	109
崩漏门	112
带下门	114
癥瘕积痞痃癖疝诸证门	115
嗣育门	119
胎前诸证门	122

生育门 ……………………… 131
产后门 ……………………… 133
乳证门 ……………………… 148
前阴诸证门 ………………… 151
杂证门 ……………………… 154

第四部分　儿科心法要诀

儿科四诊总括 ……………… 158
初生门（上）……………… 162
初生门（下）……………… 170
惊风门 ……………………… 177
痫证门 ……………………… 181
疳证门 ……………………… 182
吐证门 ……………………… 191
泻证门 ……………………… 194
感冒门 ……………………… 197
瘟疫门 ……………………… 200
暑证门 ……………………… 203
霍乱门 ……………………… 205
痢疾门 ……………………… 206

疟疾门	208
咳嗽门	210
喘证门	212
痰证门	214
疝证门	215
淋证门	218
头痛门	220
腹痛门	221
黄疸门	222
水肿门	224
腹胀门	226
发热门	227
积滞门	229
癖疾门	230
汗证门	231
失血门	232
杂证门	236

第五部分 外科心法要诀

头部 …… 274

部位	页码
面部	281
项部	287
背部	295
腰部	300
眼部	301
鼻部	305
耳部	309
口部	311
唇部	313
齿部	314
舌部	319
喉部	322
胸乳部	327
腹部	332
腋部	334
肋部	335
内痈部	336
肩部	341
臑部（自肩至肘曰臑）	342
臂部（自肘至腕曰臂）	344

手部	345
下部	349
臀部	355
股部	360
膝部	364
胫部	367
足部	372
发无定处（上）	377
发无定处（中）	385
发无定处（下）	393
杂证部	402
婴儿部	413

第一部分
伤寒心法要诀

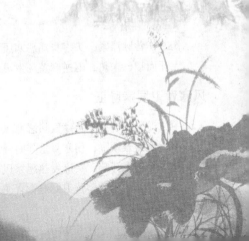

伤寒传经从阳化热从阴化寒原委

六经为病尽伤寒,气同病异岂期然,
推其形脏原非一,因从类化故多端。
明诸水火相胜义,化寒变热理何难,
漫言变化千般状,不外阴阳表里间。

太阳风邪伤卫脉证

中风伤卫脉浮缓,头项强痛恶寒风,
病即发热汗自出,鼻鸣干呕桂枝功。

太阳寒邪伤营脉证

伤寒伤营脉浮紧,头疼身痛恶寒风,
无汗而喘已未热,呕逆麻黄汤发灵。

风寒营卫同病脉证

中风浮紧遍身痛,头疼发热恶寒风,
干呕无汗兼烦躁;伤寒身重乍时轻,
浮缓呕逆无汗喘,头疼发热恶寒风,
烦躁而无少阴证,营卫同病大青龙。

误服三汤致变救逆

伤寒酒病桂勿与，呕吐不已血脓鲜，
尺迟服麻致漏汗，恶风肢急小便难，
微弱汗风青龙发，厥惕悸眩热仍然，
身𥉂振振欲擗地，桂加附子真武痊。

三阳受病传经欲愈脉证

伤寒一日太阳病，欲吐烦躁数急传，
阳明少阳证不见，脉静身和为不传。

阳明表病脉证

葛根浮长表阳明，缘缘面赤额头疼，
发热恶寒而无汗，目痛鼻干卧不宁。

阳明热病脉证

白虎烦渴热阳明，汗出身热脉长洪，
不恶寒兮反恶热，合柴兼见少阳经。

阳明腑病脉证

胃实脉大腑阳明，大便难兮脾约同，

蒸蒸潮热溅溅汗，满痛始可议三承。

阳明慎汗慎清慎下

阳明表证反有汗，桂枝加葛中风传。
热证无汗亡津液，燥渴仍从白虎痊。
胃实汗热原应下，恶寒浮缓表为先。
欲知定硬识矢气，不转微涩下之冤。
舌滑尿白小便数，便硬休攻导自安。
小便数多知便硬，无苦数少是津还。

少阳脉证

往来寒热胸胁满，脉弦目眩而耳聋，
口苦默默不欲食，心烦喜呕少阳经，
或渴或咳身微热，或胁硬痛腹中疼，
或悸不呕尿不利，舌苔滑白小柴宗。

少阳病用柴胡汤加减法

胸烦不呕去参夏，加蒌若渴半易根，
腹痛去芩加芍药，心悸尿秘苓易芩，
胁下痞硬枣易蛎，不渴微热桂易参，
咳去参枣加干味，小柴临证要当斟。

少阳禁汗禁吐禁下

少阳三禁要详明,汗谵吐下悸而惊,
甚则吐下利不止,水浆不入命难生。

少阳可吐可汗可下

胸满热烦栀子豉,痞硬冲喉瓜蒂平,
发热恶寒肢烦痛,微呕支结柴桂宁。
郁郁微烦呕不止,心下痛硬大柴攻。
误下柴胡证仍在,复与柴胡振汗生。

三阳合病并病

合病两三经同病,并病传归并一经。
二阳合病满喘发,自利葛根呕半同。
太少利芩呕加半,明少弦负顺长生,
滑数宿食大承气,三阳合病腹膨膨,
口燥身重而谵语,欲眠合目汗蒸蒸,
遗尿面垢参白虎,浮大汗下禁当应。
二阳并病汗不彻,面赤怫郁大青龙,
表罢潮热手足汗,便难谵语大承攻。
太少头项痛眩冒,心下痞硬如结胸,

禁汗吐下惟宜刺,谵惊不食利多凶。

三阴受病传经欲愈脉证

伤寒三日三阳尽,热微烦躁入阴传,
其人能食而不呕,脉小尿清为不传。

太阴阴邪脉证

太阴阴邪沉迟脉,吐食腹满有时疼,
手足自温利不渴,理中汤主悸加苓,
腹满去术加附子,吐多去术加姜生,
虽吐下多还用术,渴欲得水倍术宁,
欲作奔豚术易桂,干姜寒倍参腹疼。

太阴阳邪脉证

阳邪嗌干腹满痛,误下时痛大实疼,
大承桂枝加芍大,脉弱芍大当审行。

太阴阳明表里同病

腹满时减复如故,此是寒虚气上从,
腹满不减不大便,转属阳明乃可攻。

少阴阴邪脉证

少阴阴邪脉沉细,背寒欲寐口中和,
咽痛腹痛骨节痛,厥利清谷四逆瘥。

少阴阳邪脉证

少阴阳邪沉细数,口燥咽干大承汤,
少阴心烦不得卧,黄连阿胶是主方。

少阴太阳表里同病

少阴脉沉反发热,麻黄附子细辛汤,
若二三日无里证,减辛加草用之良。

厥阴阴邪脉证

厥阴阴邪微细厥,肤冷脏厥躁难安,
囊缩舌短苔滑黑,四逆当归四逆先,
少满痛厥姜萸入,蛔厥静而复时烦,
得食而呕蛔闻臭,烦因蛔动乌梅圆。

厥阴阳邪脉证

阳邪热厥厥而热,消渴热气撞心疼,

烦满囊缩舌焦卷,便硬尚任大承攻,
四逆不分四逆散,咳加姜味下利同,
悸加桂枝腹痛附,下重薤白秘尿苓。

少阴厥阴外热里寒脉证

少阴里寒外热证,面赤身反不恶寒,
厥利清谷脉微绝,通脉四逆主之先,
利止参加脉不出,葱入面色赤炎炎,
腹痛加芍咽桔梗,呕加圣药用姜鲜。

两感

一日太阳少阴病,头痛口干渴而烦。
二日阳明太阴病,满不欲食身热谵。
三日少阳厥阴病,耳聋囊缩厥逆寒,
水浆不入神昏冒,六日气尽命难全。

汗下失宜致变坏证

太阳三日已发汗,若吐若下若温针,
不解致逆成坏证,观其脉证犯何经,
难辨阴阳六经证,重困垂危莫可凭,
惟用独参煎冷服,鼻上津津有汗生。

表证

表证宜汗太阳经,无汗发热恶寒风,
头项强痛身体痛,若出自汗表虚明。

里证

里证宜下不大便,恶热潮热汗蒸蒸,
燥干谵语满硬痛,便溏为虚不可攻。

阳证

阳证身轻气高热,目睛了了面唇红,
热烦口燥舌干渴,指甲红兮小便同。

阴证

阴证身重息短冷,目不了了色不红,
无热欲卧厥吐利,小便白兮爪甲青。

阳盛格阴

阳盛格阴身肢厥,恶热烦渴大便难,
沉滑爪赤小便赤,汗下清宜阴自完。

阴盛格阳

阴盛格阳色浅赤，发热不渴厥而烦，
下利尿清爪青白，浮微通脉复阳还。

阳毒

阳毒热极失汗下，舌卷焦黑鼻煤烟，
昏噤发狂如见鬼，咽疼唾血赤云斑。
六七日前尚可治，表里俱实黑奴丸，
热盛解毒里实下，表实三黄石膏煎。

阴毒

阴毒寒极色青黑，咽痛通身厥冷寒，
重强身疼如被杖，腹中绞痛若石坚，
或呕或利或烦躁，或出冷汗温补先，
无汗还阳退阴汗，急灸气海及关元。

表热里热阴热阳热

发热无时热禽禽，炊笼腾越热蒸蒸，
表热尿白里热赤，外需麻桂内凉承。
燥干烦渴为阳热，厥利外热属阴经，

阳热宜清白虎辈,阴热四逆与白通。

恶寒背恶寒辨

恶寒表里阴阳辨,发热有汗表为虚,
发热无汗表实证,实以麻黄虚桂枝。
无热恶寒发阴里,桂枝加附颇相宜,
背寒口和阴附子,口燥渴阳白虎需。

恶风

风寒相因相离少,三阳俱有恶寒风,
恶风属阳法从表,三阴恶寒无恶风。

头痛

三阳头痛身皆热,无热吐沫厥阴经,
不便尿红当议下,尿白犹属表未清。

项强

项背几几强太阳,脉浮无汗葛根汤,
有汗桂枝添葛入,脉沉瓜蒌桂枝方。
结胸项强如柔痉,大陷胸丸下必康。
但见少阳休汗下,柴胡去半入蒌良。

身痛

身痛未汗表实证，汗后身疼属表虚，
桂加生姜参芍药，尺迟血少建中芪，
少阴沉厥附子治，厥阴汗利四逆医，
风湿尽痛难转侧，掣引烦疼桂附宜。

烦躁不眠懊憹

躁身不静烦心扰，不躁难眠作热观，
懊憹烦甚无冷病，惟躁阴阳表里看。
诸烦无论三法后，便软栀竹等汤煎，
便硬白虎三承气，躁同阴见便属寒。

自汗头汗

自汗热越多急下，更兼热利不休凶，
头汗热蒸不得越，黄湿水火血皆成。

手足汗

手足濈濈然汗出，便硬尿利本当攻，
寒中汗冷尿不利，攻之固瘕泻澄清。

潮热时热

午后一发为潮热,无休发热汗蒸蒸;
时热自汗无里证,先时与药桂枝称。

谵语郑声

谵语为实声长壮,乱言无次数更端;
郑声为虚音短细,频言重复更呢喃。
同阳经见均属热,同阴经见总为寒。
阳无可攻当清解,阴不能温清补痊。

渴证

三法伤津胃燥干,阳往乘阴渴亦然,
渴欲饮水少少与,莫使停留饮病干。
太阳五苓尿不利,阳明白虎饮连连,
少阳证具心烦渴,小柴去半粉加添。

舌苔

舌心外候本泽红,红深赤色热为轻,
外红内紫为热重,滑白寒表少阳经,
沉迟细紧脏寒结,干薄气液两虚空,

黄黑苔润里热浅，焦干刺裂热深明，
黑滑若与三阴见，水来克火百无生。

胸胁满痛

邪气传里必先胸，由胸及胁少阳经。
太阳脉浮惟胸满，过经不解有阳明。
干呕潮热胸胁满，大柴加硝两解行。
心腹引胁硬满痛，干呕尿秘十枣攻。

呕证

呕病因何属少阳，表入里拒故为殃，
太阳之呕表不解，食谷欲呕在胃阳，
太阴有吐而无呕，厥阴涎沫吐蛔长，
少阴呕利有水气，饮呕相因是水乡。

往来寒热如疟寒热

往来寒热少阳证，寒热相因小柴胡，
如疟寒热三五发，太阳麻桂等汤除。

目眩耳聋

少阳目眩神自正，诸逆昏乱不能生，

重暍耳聋湿温汗，不语面色变身青。

腹满痛

腹满时痛不足证，腹满大痛有余名。
误下邪陷太阴里，汗热便硬转阳明。

吐证

中寒吐食不能食，不渴而厥吐寒虚，
得食吐渴火为逆，饮吐相因水病居。

热利寒利

热利尿红渴黏秽，寒利澄清小便白，
理中不应宜固涩，仍然不应利之瘥。

但欲寐

行阴嗜卧无表里，呼醒复睡不须惊，
风温脉浮热汗出，多眠身重息鼾鸣。

阴阳咽痛

咽痛干肿为阳热，不干不肿属阴寒，
阳用甘桔等汤治，阴用甘桔附姜攒。

气上冲

气撞吐蛔厥阴本,无蛔阳表桂枝汤,
少腹急引烧裈散,冲喉难息瓜蒂良。

饥不欲食

饥不欲食吐蛔厥,下后不食属阳明,
懊憹头汗栀子豉,厥紧心烦邪在胸。

手足厥逆

太阴手足温无厥,少阴厥冷不能温,
厥阴寒厥分微甚,热厥相因辨浅深。

少腹满痛

少腹满而按之痛,厥逆尿白冷膀胱,
不厥血蓄小便利,小便不利水为殃。

神昏狂乱蓄血发狂

神昏胃热重阳狂,三黄三承白解汤。
蓄血发狂小便利,少腹硬痛属太阳;
阳明蓄血大便黑,其人如狂而喜忘;

桃仁承气抵当治，须识作汗奄然狂。

循衣摸床

循衣摸床有二因，太阳火劫热伤阴，
小便利生不利死，阳明热极热弥深，
皆缘三法失成坏，脉实堪下弱难禁，
虚实阴阳难辨处，独参六味可回春。

太阳阳邪停饮

太阳阳邪有水逆，消渴发热汗出烦，
小便不利水入吐，脉浮而数五苓攒。

太阳阴邪停饮

太阳阴邪有水气，伤寒无汗热烘烘，
主证干呕咳微喘，外发内散小青龙。
小便不利少腹满，下利除麻共入苓，
噎麻易附喘加杏，渴加花粉减半平。

少阴阳邪停饮

少阴阳邪有停饮，六七日反不得眠，
下利而渴咳而呕，小便不利猪苓煎。

少阴阴邪停饮

少阴阴邪有水气,腹痛四肢重沉疼,
小便不利自下利,或咳或呕真武平。
咳加干姜辛味共,小便若利去茯苓,
呕去附子生姜倍,利去芍药入干宁。

喘急短气

喘息喝喝数张口,短气似喘不抬肩,
促难布息为实证,短不续息作虚观。
内因饮病或痰热,外因阴阳表里看,
直视神昏汗润发,脉微肢厥命难全。

心下悸

筑筑惕惕心动悸,怔怔忡忡不自安,
饮多尿少为停水,厥冷汗后是虚寒。

战振栗

战身耸动栗心憟,振虽耸动比战轻,
故振责虚因无力,栗战相交邪正争。
此证若生三法后,虚其中外逆而成,

不逆因和而作解，正胜邪却战汗平。

呃逆哕噫

呃逆今名饲古名，不似哕哕胃里声，
饲声格格连声作，原夫脐下气来冲，
颇类嗳噫情自异，均属气逆治能同。
虚热橘皮竹茹治，二便不利利之宁，
气不归原宜都气，寒底丁萸附理中，
痞硬下利生姜泻，痞硬噫气代赭功。

结胸

按之满硬不痛痞，硬而满痛为结胸，
大结从心至少腹，小结心下按方疼。
热微头汗为水结，漱水不咽血结名，
瘀衄未尽经适断，内implicit沉大审的攻。
抵当桃仁大小陷，误攻浮大命多倾，
不实浮滑小陷证，脏结悉具躁烦凶。

痞硬

阳证痞硬为热痞，大黄黄连泻心宁，
汗出恶寒寒热痞，附子泻心两收功。

误下少阳发热呕，痞满半夏泻心能。
虚热水气痞下利，心烦干呕腹雷鸣，
虚热水气生姜泻，痞急气逆甘草灵。
桂枝表解乃攻痞，五苓烦渴利尿通。

发黄

湿热发黄头汗出，小便不利渴阳明。
素有寒湿发汗后，黄从阴化太阴经。
阳色鲜明阴色暗，太阳血蓄并狂生。
表实麻翘赤小豆，茵陈里实栀子清。
阴黄茵陈四逆主，便溏尿秘茵五苓。
环口黧黑柔汗死，体若烟熏阳绝征。

疹斑

伤寒疹斑失汗下，感而即出时气然。
表邪复郁营卫分，外泛皮脉痧疹斑。
痧白疹红如肤粟，斑红如豆片连连。
红轻赤重黑多死，淡红稀暗是阴寒。
未透升麻消毒治，热盛三黄石膏煎。
已透青黛消斑饮，双解痧疹法同前。

衄血

阳明衄血热在里,太阳衄血热瘀经,
太阳头痛目瞑兆,阳明漱水不咽征。
衄后身凉知作解,不解升麻犀角清。
未衄表实麻黄汗,里热犀角芩连同。

吐血

伤寒吐血多因逆,下厥上竭少阴经,
三阳热盛宜清解,血瘀胸满痛当攻,
暴吐腐臭内溃死,过多血脱面无红,
犀角桃仁宜拣用,救脱圣愈及养荣。

大小便脓血

热在膀胱小便血,八正导赤利之佳,
热瘀里急下脓血,黄连白头与桃花。

颐毒

伤寒发颐耳下肿,失于汗下此毒生,
高肿焮红痛为顺,反此神昏命必倾。
毒伏未发脉亦隐,冷汗淋漓肢若冰,

烦渴不便指甲紫,颇似三阴了了轻。

狐惑

古名狐惑近名痔,狐蚀肛阴惑唇咽,
病后余毒斑疹后,癣疾利后也同然。
面眦赤白黑不一,目不能闭喜贪眠,
潮热声哑腐秽气,能食堪药治多全。

百合

百合百脉合一病,如寒似热药无灵,
饮食起居皆忽忽,如神若鬼附其形。
脉数溺时辄头痛,溺时不痛淅淅风,
溺时快然但头眩,六四二十病方宁。

热入血室

妇人伤寒同一治,胎产经来热入室,
昼日明了夜谵妄,小柴生地牡丹皮,
无汗加麻有汗桂,汗后不解再加枝。
寒热如疟加麻桂,中寒姜附不须疑,
渴热白虎花粉葛,瘀血桃仁承气俱。
产后胎前虽多证,不外阴阳表里医。

食复劳复

新愈脏腑皆不足,营卫肠胃未通和,
多食过劳复生热,枳实栀子大黄瘥。
浮汗沉下小柴解,燥呕竹叶石膏合,
气虚补中益气主,阴亏六味倍参多。

房劳复阴阳易

房劳复与阴阳易,二病情异证则同。
病后犯色复自病,病传不病易之名。
男女俱主烧裈散,少腹急痛引阴中,
身重少气头眩晕,拘挛热气上冲胸。

类伤寒五证

停痰　伤食　脚气　虚烦　内痈

相类伤寒有五证,头疼发热恶风寒,
停痰头项不强痛,胸满难息气冲咽。
伤食恶食身无痛,痞闷矢气噫作酸,
脚气脚膝胫肿痛,或为干枯大便难。
虚烦微热无表里,内痈能食审疼缘,
肺痈喘咳胸引痛,唾黏腥臭吐脓涎,

胃痈当胃痛难近,肠痈肿痛少腹坚,
身皮甲错腹中急,便数似淋证中看。

同伤寒十二证

冬温　寒疫　瘟疫

春温夏热秋清凉,冬气冷冽令之常,
伤之四时皆正病,非时有气疫为殃。
应冷反温冬温病,应温反冷寒疫伤,
瘟疫长幼相传染,须识岁气汗攻良。

温病　热病

冬伤于寒春病温,夏日热病早亏阴,
脉浮头疼发热渴,不恶寒兮是所因。
无汗河间两解法,有汗清下早当寻,
失治昏狂诸热至,无证随经以意神。

风温

风温原自感春风,误汗灼热汗津生,
阴阳俱浮难出语,身重多眠息鼾鸣,
误下直视失溲少,被火发黄瘈疭惊,
葳蕤桂枝参白虎,一逆引日再命终。

温疟

温疟得之冬中风,寒气藏于骨髓中,
至春邪气不能发,遇暑烁髓消肌形,
或因用力腠发泄,邪汗同出故热生,
衰则气复寒后作,证同温热治相同。

湿温

温复伤湿湿温病,身重胸满及头疼,
妄言多汗两胫冷,白虎汤加苍术苓。

中暍 温毒 风湿

温病中暍温毒病,证同温热热尤炎。
伤湿汗出当风立,风湿发热重疼牵。

痉证

痉证反张摇头噤,项强拘急转侧难,
身热足寒面目赤,须审刚柔治法全。

易愈生证

神清色泽亮音声,身轻肤润脉和洪,
忽然口噤难言躁,脉即停伏战汗宁,

饮多消散知酿汗，能食脉浮表还平，
子得午解阳来济，午得子解是阴从。

难治死证

伤寒死证阳见阴，大热不止脉失神，
阴毒阳毒六七日，色枯声败死多闻。
心绝烟熏阳独留，神昏直视及摇头。
环口黧黑腹满利，柔汗阴黄脾败由。
肺绝脉浮而无胃，汗出如油喘不休。
唇吻反青肢冷汗，舌卷囊缩是肝忧。
面黑齿长且枯垢，溲便遗失肾可愁。
水浆不入脉代散，呃逆不已命难留。
大发风温而成痉，湿温重喝促命终。
强发少阴动经血，口鼻目出厥竭名。
汗后狂言不食热，脉躁阴阳交死形。
厥冷不及七八日，肤冷而躁暂难宁，
此病名之曰脏厥，厥而无脉暴出凶，
厥而下利当不食，反能食者名除中。

汇方

桂枝汤　小建中汤　当归建中汤　黄芪建中汤　桂枝加葛根汤　桂枝新加汤　当归四逆汤　当归四逆加吴茱萸生姜汤　桂枝加附子汤　芍药甘草汤　桂枝甘草汤

　　桂枝芍药草姜枣，加饴归芪曰建中，
　　加葛根汤加干葛，新加倍芍加参称。
　　当归四逆归通细，更加吴萸姜用生，
　　加附子汤加附子，去桂去芍两名兴。

桂枝去芍药加茯苓白术汤　苓桂术甘汤　茯苓甘草汤　茯苓桂枝甘草大枣汤

　　桂枝去芍加苓术，苓桂术甘去枣姜，
　　茯苓甘草生姜桂，加枣除姜大枣汤。

葛根汤　桂枝麻黄各半汤　桂枝二麻黄一汤　桂枝二越婢一汤

　　葛根桂枝加麻葛，合麻桂麻各半汤，
　　桂二麻一麻减半，桂二越一桂倍方。

麻黄汤 大青龙汤 越婢汤 越婢加附子汤 越婢加半夏汤

麻黄麻桂甘草杏,加膏姜枣大青龙,
越婢大青减桂杏,加附加半风水清。

麻黄加术汤 三拗汤 麻杏石甘汤

麻黄加术风湿痛,三拗去桂喘寒风,
加膏麻杏石甘剂,外寒内热喘收功。

麻黄附子细辛汤 麻黄附子甘草汤

麻黄附子细辛汤,减辛加草甘草方,
两感太阳少阴证,能发表水里寒凉。

小青龙汤 附子汤 真武汤

桂芍干姜辛半味,麻黄甘草小青龙,
附子术附参苓芍,真武无参有姜生。

干姜附子汤 白通汤 白通加人尿猪胆汁汤 四逆汤 通脉四逆汤 茯苓四逆汤 理中汤 桂枝人参汤 附子理中汤 治中汤

姜附加葱白通剂,更加尿胆治格阳,
加草四逆葱通脉,加参茯苓四逆方。

理中参术干姜草,加桂桂枝人参汤。
加附名曰附子理,加入青陈治中汤。

五苓散　春泽汤　五苓甘露饮　苍附五苓散　茵陈五苓散　胃苓汤

五苓停水尿不利,内蓄膀胱外太阳,
二苓泽术桂分用,虚渴加参春泽汤,
甘露寒水膏滑入,苍附内寒附子苍,
茵陈发黄小便涩,食泻合胃胃苓方。

栀子豉汤　栀子甘草豉汤　栀子生姜豉汤　枳实栀子豉汤　枳实栀子豉加大黄汤　栀子干姜汤　栀子厚朴汤

栀豉加草加生姜,枳实栀豉加大黄,
去豉栀子干姜入,枳朴栀子厚朴汤。

麻黄连翘赤小豆汤　栀子柏皮汤　茵陈蒿汤

麻黄连翘赤小豆,梓皮杏草枣生姜,
栀子柏皮茵陈草,茵陈蒿汤茵栀黄。

大黄黄连泻心汤　附子泻心汤　甘草泻心汤　半夏泻心汤　生姜泻心汤

旋覆代赭石汤

大黄黄连泻心浸,附子煮汁大连芩,
甘草芩连干半枣,半夏同上更加参,
生姜泻心生姜入,覆赭姜枣半甘参。

十枣汤 白散方 调胃承气汤 大陷胸汤 大陷胸丸 小陷胸汤

十枣芫花甘遂戟,白散桔贝巴霜俱,
调胃大黄芒硝草,大陷去草入遂须,
为丸更加杏葶蜜,小陷连半瓜蒌实。

小承气汤 大承气汤 麻仁丸 桃仁承气汤 抵当汤丸 三一承气汤 黄龙汤

小承大黄同枳朴,加硝即是大承方。
麻仁小承麻杏芍,桃仁调胃桂枝长。
抵当汤丸分微甚,俱用桃黄水蛭虻。
三承合一名三一,加参归桔黄龙汤。

小柴胡汤 大柴胡汤 柴胡加芒硝汤 柴胡桂枝汤

小柴芩半人参草,大柴芩半枳芍黄。

小柴胡加芒硝入,合桂柴胡桂枝汤。

猪苓汤　白虎汤　竹叶石膏汤

猪苓二苓胶滑泽,白虎膏知甘草粳。
竹叶石膏除知母,加参半竹麦门冬。

炙甘草汤

汗下烦悸小建治,水悸茯苓甘草君,
虚悸肺痿炙甘草,地阿桂酒麦酸参。

桃花汤　赤石脂禹余粮汤　黄芩汤　白头翁汤

桃花干姜石脂糯,石脂禹粮固脱功,
黄芩甘草芍大枣,连柏秦皮白头翁。

葛根黄连黄芩汤　干姜黄连黄芩汤　黄连汤　黄连阿胶汤

葛根连芩汤甘草,干姜连芩汤人参,
连参桂草干半枣,连胶芩芍卵黄新。

四逆散　吴茱萸汤　乌梅丸

柴芍枳草四逆散,人参姜枣吴茱萸。
乌梅参归连柏细,椒姜桂附苦酒需。

伤寒附法

双解散完素解利初法

双解通圣合六一,四时温热正伤寒,
两许为剂葱姜豉,汗下兼行表里宣。
强者加倍弱减半,不解连进自然安,
若因汗少麻倍入,便硬硝黄加倍添。

河间解利后法

汗下已通仍不解,皆因不彻已传经。
内热烦渴甘露饮,甚用白虎解毒清;
有表热烦柴葛解,表实大热三黄宁;
里热尿赤凉天水,胃实不便大柴承。

防风通圣散

防风通圣治风热,郁在三焦表里中,
气血不宣经络壅,栀翘芩薄草归芎,
硝黄芍术膏滑石,麻黄桔梗共防荆。
利减硝黄呕姜半,自汗麻去桂枝增。

柴葛解肌汤

四时合病在三阳,柴葛解肌柴葛羌,
白芷桔芩膏芍草,利减石膏呕半姜。

黄连解毒汤 栀子金花汤 三黄石膏汤

阳毒热极疹斑呕，烦渴呻吟谵语狂，
下后便软热不已，连芩栀柏解毒汤；
里实便硬当攻下，栀子金花加大黄；
表实膏麻葱豆豉，下利除膏入葛良。

消毒犀角饮

消毒犀角表疹斑，毒壅咽喉肿痛难，
犀角牛蒡荆防草，热盛加薄翘芩连。

消斑青黛饮

消斑青黛消斑毒，参虎柴犀栀地元，
黄连热实减参去，苦酒加入大黄煎。

普济消毒饮

普济大头天行病，无里邪热客高巅，
芩连薄翘柴升桔，蚕草陈勃蒡蓝元。

连翘败毒散

连翘败毒散发颐，高肿焮红痛可除，
花粉连翘柴胡蒡，荆防升草桔羌独，
红花苏木芎归尾，肿面还加芷漏芦，

肿坚皂刺穿山甲，便燥应添大黄疏。

都气汤　橘皮竹茹汤

呃逆肾虚都气汤，六味肉桂五味方，
橘皮竹茹虚热主，橘竹参草枣生姜。

葳蕤汤

风温浮盛葳蕤汤，羌麻葛芷青木香，
芎草石膏葳蕤杏，里实热甚入硝黄。

桂枝白虎汤

风温虚热汗出多，难任葳蕤可奈何，
须是鼾睡而燥渴，方宜桂枝虎参合。

泻心导赤各半汤

越经无证如醉热，脉和导赤各半汤，
芩连栀子神参麦，知滑犀草枣灯姜。

大羌活汤

两感伤寒病二经，大羌活汤草川芎，
二防二术二活细，生地芩连知母同。

还阳散　退阴散　黑奴丸

阴毒还阳硫黄末，退阴炮乌干姜均。
阳毒黑奴小麦疸，芩麻硝黄釜灶尘。

九味羌活汤

九味羌活即冲和,四时不正气为疴。
洁古制此代麻桂,羌防苍细芷芎合,
生地草芩喘加杏,无汗加麻有桂多,
胸满去地加枳桔,烦渴知膏热自瘥。

十神汤

十神外感寒气病,功在温经利气殊,
升葛芎麻甘草芍,姜葱香附芷陈苏。

人参败毒散 荆防败毒散 仓廪散

人参败毒虚感冒,发散时毒疹痢良,
参苓枳桔芎草共,柴前薄荷与独羌,
时毒减参加翘蒡,血风时疹入荆防,
表热噤痢加仓米,温热芩连实硝黄。

五积散

内伤生冷外感寒,五积平胃半苓攒,
麻桂枳桔归芎芍,姜芷加附逐阴寒,
腹痛呕逆吴萸入,有汗除麻桂枝添,
虚加参术除枳桔,妇人经痛艾醋煎。

升麻葛根汤

升葛芍草表阳明,下利斑疹两收功,

麻黄太阳无汗入,柴芩同病少阳经。
二圣救苦丹
初起时疫温热病,救苦汗吐下俱全,
热实百发而百中,大黄皂角水为丸。
温胆汤
伤寒病后液津干,虚烦呕渴不成眠,
乃是竹叶石膏证。胆经饮热此方先,
口苦呕涎烦惊悸,半苓橘草枳竹煎,
气虚加参渴去半,再加麦粉热芩连。

第二部分
杂病心法要诀

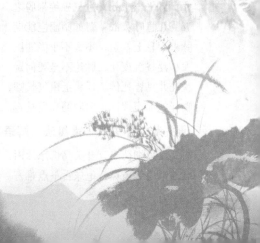

中风总括

风从外中伤肢体，痰火内发病心官，
体伤不仁与不用，心病神昏不语言。
当分中络经腑脏，更审虚实寒热痰，
脱证撒手为脾绝，开口眼合是心肝，
遗尿肾绝鼾声肺，闭证握固紧牙关，
初以通关先取嚏，痰壅不下吐为先。

中风死候

寸口脉平卒中死，生气独绝暴脱之，
五脏几息呼吸泯，譬如堕溺岂能期。
脉来一息七八至，不大不小尚能医，
大小浮昼沉夜死，脉绝不至死何疑。
脱证并见皆死候，摇头上窜气长嘘，
喘汗如油痰拽锯，肉脱筋痛发枯直。

通关散　开关散　熏鼻法　解语法

通关皂角细荷半，开关乌梅冰片南，
巴油纸皂烟熏鼻，龟尿舌下点难言。

三圣散　瓜蒂散　全蝎散　五元散

巴矾丸

无汗吐宜防藜蒂，有汗瓜蒂入蝎全，
重剂藜豆矾皂胆，痰壅吐以巴矾丸。

乌药顺气散

乌药顺气实中络，㖞斜顽麻风注疼，
麻黄枳桔乌蚕共，白芷干姜陈草芎。

大秦艽汤

大秦艽汤虚中络，㖞斜偏废减参珍，
秦艽生地石膏共，羌独防芷细辛芩。

换骨丹

中经气实宜换骨，㖞斜瘫痪芷芎防，
冰麝朱香槐苦味，仙人麻首蔓苍桑。

小续命汤

小续命汤虚经络，八风五痹总能全，
麻杏桂芍通营卫，参草归芎气血宜，
风淫防风湿淫已，黄芩热淫附子寒，
春夏石膏知母入，秋冬桂附倍加添。

黄芪五物汤

黄芪五物虚经络,偏废虚风无力瘫,
心清语謇因舌软,舌强神浊是火痰。
补卫黄芪起不用,益营芍桂枣姜煎,
左加当归下牛膝,筋瓜骨虎附经添。

三化汤　搜风顺气丸

三化气实风中腑,昏冒闭满小承羌。
形气俱虚及风燥,搜风顺气自然康。

牛黄清心丸

牛黄清心实中脏,痰壅神昏不语言,
口眼㖞斜形气盛,两手握固紧牙关。

参附汤

参附汤治虚中脏,唇缓涎出不语言,
昏不知人身偏废,五脱证见倍参煎。

千金还魂汤

经络闭证卒中恶,气促神昏不识人,
无汗拘急身偏痛,肉桂麻草杏还魂。

夺命散

脏腑闭证腹满闭,昏噤痰结在喉间,

危急汤药不能下,夺命巴芷半荸南。

三生饮

三生饮治中风寒,厥逆沉伏涌气痰,
星香乌附俱生用,气虚加参脱倍添。

祛风至宝汤

祛风至宝中风热,浮数面赤热而烦,
通圣加蝎天麻细,白附羌独连柏蚕。

青州白丸子

青州白丸中风痰,喎斜瘫痪涌痰涎,
小儿惊痰为妙药,白附乌星半夏丸。

羌活愈风汤

羌活愈风治外中,手足无力语出难,
肌肉微掣不仁用,大秦艽汤参再添,
官桂黄芪杜防己,知枳柴荷蔓菊前,
苍麻半朴杞地骨,调理诸风症可安。

清热化痰汤

清热化痰治内发,神短忽忽语失常,
头眩脚软六君麦,芩连菖枳竹星香。

地黄饮子

四肢不收无痛痹,偏枯身偏不用疼,
其言不变志不乱,邪在分腠五物能。
甚不能言为喑痱,夺厥入脏病多凶,
地黄桂附蓉巴远,萸斛冬味薄菖苓。

涤痰汤

涤痰内发迷心窍,舌强难言参蒲星,
温胆热盛芩连入,神昏便闭滚痰攻。

类中风总括

类中类乎中风证,尸厥中虚气食寒,
火湿暑恶皆昏厥,辨在㖞斜偏废间。

独参汤 参附汤 星香汤 三物备急丹 夺命散

尸厥无气而脉动,或脉微细有无间。
缘于病后气血竭,人参参附星香痰。
气闭腹满二便闭,或腹急痛备急丹,
服后转鸣吐下验,喉间痰结夺命先。

补中益气汤 生脉补精汤

补中益气疗虚中,烦劳过度气不升,

虚冒有痰加苓半，欲冒生麦地归茸。

木香调气饮

木香调气实气中，暴怒气逆噪昏痰，
风浮肢温气沉冷，木藿砂蔻草丁檀。

八味顺气散

八味顺气虚气中，标本兼施邪正安，
参苓术草扶元气，乌芷青陈利气痰。

瓜蒂散　姜盐汤

食中过饱感寒风，或因怒恼塞胸中，
忽然昏厥肢不举，瓜蒂姜盐探吐平。

附子理中汤

附子理中疗寒中，腹痛拘急噤牙关，
有汗身寒或吐泻，附子参术草姜干；
无汗身寒加麻细，阴毒川乌用生煎，
呕吐丁香吴萸入，脉微欲绝倍参添。

凉膈散

凉膈火中神昏冒，栀翘芩薄草硝黄，
兼治一切胸膈热，便燥谵妄与斑狂。

香薷饮　藿香正气散　辰砂益元散
熨脐法　苍术白虎汤　人参白虎汤

　　暑中须分阴与阳，阴邪无汗似寒伤，
　　壮热心烦或呕泻，香薷扁朴二香汤。
　　更兼昏愦蒸蒸汗，面垢喘渴证为阳，
　　不省熨脐灌蒜水，益元苍参白虎汤。

渗湿汤

　　渗湿湿中内昏冒，震亨湿热热生痰，
　　厚味醇酒生冷水，胃苓香附抚砂连。

除湿汤

　　除湿阴雨湿蒸雾，卧湿涉水瘴山岚，
　　头身重痛便溏肿，羌藁升柴防水煎。

调气平胃散

　　调气平胃疗恶中，庙冢忤恶卒然昏，
　　面黑错忘苏合主，次以木香平胃匀。

伤风总括

　　伤风属肺咳声重，鼻塞喷嚏涕流清，
　　鼻渊脑热不喷嚏，浊涕秽久必鼻红。

川芎茶调散

参苏饮治虚伤风，实者茶调及头疼，
芎芷薄草羌茶细，荆防痰半热膏清。

苍耳散

苍耳散治鼻渊病，风热入脑䐜头疼，
涕流不止鼻塞热，苍耳辛夷芷薄葱。

黄连防风通圣散

鼻渊初病施苍耳，黄连防风久病方，
孔痛胆调冰硼散，鼻血犀角地黄汤。

痉病总括

痉病项强背反张，有汗为柔无汗刚，
生产血多过汗后，溃疮犬咬破风伤。

痉病死证

痉证脉散多应死，反张离席一掌亡，
眼小目瞪昏不语，额汗如珠命必伤。

葛根汤　桂枝加葛根汤　小续命汤
桂枝加附子汤　当归补血汤　大承气汤

桃仁承气汤

刚痉葛根汤发汗,柔痉桂枝加葛良。
若兼杂因小续命,过汗桂枝加附汤;
伤血桂枝合补血,里实瘀血承气方;
溃疡十全加风药,破伤狗咬另参详。

破伤风

破伤亡血筋失养,微伤风入火之端,
燥起白痂疮不肿,湿流污水紧牙关。

防风通圣散加蝎尾方　全蝎散　左龙丸　斑蝥大黄方

火盛通圣加蝎尾,风盛全蝎左龙丸,
外因烧酒火罐法,犬风斑大酒同煎。

痹病总括

三痹之因风寒湿,五痹筋骨脉肌皮,
风胜行痹寒痹痛,湿胜着痹重难支。
皮麻肌木脉色变,筋挛骨重遇邪时,
复感于邪入脏腑,周同脉痹不相移。

周痹

周痹患定无歇止，左右不移上下行，
似风偏废只足手，口眼无斜有痛疼。

痹病生死证

痹在筋骨痛难已，留连皮脉易为功，
痹久入脏中虚死，脏实不受复还生。

痹入脏腑证

肺痹烦满喘咳嗽，肾胀尻踵脊代头，
脾呕痞硬肢懈堕，心烦悸噫恐时休，
数饮卧惊肝太息，饮秘胀泻在肠究，
胞秘沃痛鼻清涕，三焦胃附胆无忧。

小续命汤　增味五痹汤

痹虚加减小续命，痹实增味五痹汤，
麻桂红花芷葛附，虎羊芪草二防羌。

木通汤　附子五苓散　苍术五苓散

三痹木通长流水，湿加防己风羌防，
寒痹附麻分汗入，胞肠五苓附子苍。

三痹汤　独活寄生汤

三痹十全无白术，牛秦续杜细独防。
独活加桑除芪续，入脏乘虚久痹方。

黄芪益气汤

黄芪益气虚皮痹，皮麻不知痒与疼，
补中益气加红柏，味秋芩夏桂加冬。

蠋痹汤　加味升阳散火汤

蠋痹冷痹身寒厥，附归芪草桂羌防。
肌热如火名热痹，羚犀升阳散火汤。

痿病总括

五痿皆因肺热生，阳明无病不能成，
肺热叶焦皮毛瘁，发为痿躄不能行，
心热脉痿胫节纵，肾骨腰脊不能兴，
肝筋拘挛失所养，脾肉不仁燥渴频。

痿痹辨似

痿病足兮痹病身，仍在不疼痛里分，
但观治痿无风药，始晓虚实别有因。

痿病治法

痿燥因何治湿热,遵经独取治阳明,
阳明无故惟病肺,胃壮能食审证攻。
控涎小胃湿痰热,阳明积热法三承,
胃弱食少先养胃,久虚按证始收功。

加味二妙汤

加味二妙湿热痿,两足痿软热难当,
防己当归川草薢,黄柏龟板膝秦苍。

清燥汤　虎潜丸　十全大补汤　加味金刚丸

时令湿热清燥效,阴虚湿热虎潜灵,
久虚痿软全金主,草瓜牛菟杜苁蓉。

脚气总括

脚气风寒湿热病,往来寒热状伤寒,
腿脚痛肿热为火,不肿不热是寒干。

脚气死证

脚气脉急少腹顽,不三五日入心间,

呕吐喘满目额黑,恍惚谵妄命难全。

**攒风散　羌活导滞汤　胜湿饼子
五积散　独活寄生汤**

脚气表解攒风散,麻桂杏草草乌良。
里解导滞羌独活,防己当归朴大黄。
湿盛重肿胜湿饼,二丑荞面遂成方。
寒湿五积加附子,寒虚独活寄生汤。

当归拈痛汤

当归拈痛虚湿热,茵陈四苓与羌防,
人参当归升芩草,苦参知母葛根苍。

加味苍柏散

加味苍柏实湿热,二活二术生地黄,
知柏芍归牛膝草,木通防己木瓜榔。

大防风汤

两膝肿大而疼痛,髀胫枯细鹤膝风,
大防风附羌牛杜,十全大补减茯苓。

内伤总括

内伤劳役伤脾气,饮食伤胃伤其形,

伤形失节温凉过，气湿热暑火寒中。

内伤外感辨似

内伤脉大见气口，外感脉大见人迎，
头疼时痛与常痛，恶寒温解烈火仍，
热在肌肉从内泛，热在皮肤扪内轻，
自汗气乏声怯弱，虽汗气壮语高声，
手心热兮手背热，鼻息气短鼻促鸣，
不食恶食内外辨，初渴后渴少多明。

补中益气汤

补中益气升阳清，热伤气陷大虚洪，
头痛表热自汗出，心烦口渴畏寒风，
困倦懒言无气动，动则气高喘促声。
保元甘温除大热，血归气术补脾经，
佐橘降浊散滞气，升柴从胃引阳升，
阴火肾躁加地柏，阳热心烦安神宁。

调中益气汤

调中弦洪缓沉涩，湿热体倦骨酸疼，
气少心烦忽肥瘦，口沫食出耳鸣聋，
胸膈不快食无味，二便失调飧血脓，

保元升柴苍橘柏，去柏加木亦同名。

升阳益胃汤

内伤升阳益胃汤，湿多热少抑清阳，
倦怠懒食身重痛，口苦舌干便不常，
洒洒恶寒属肺病，惨惨不乐乃阳伤。
六君白芍连泽泻，羌独黄芪柴与防。

补脾胃泻阴火升阳汤

补中升阳泻阴火，火多湿少困脾阳，
虽同升阳益胃证，然无泻数肺阳伤。
补脾胃气参芪草，升阳柴胡升与羌，
石膏芩连泻阴火，长夏湿令故加苍。

内伤补中、调中、益胃等汤加减法

冬加姜桂草蔻益，秋芍白蔻缩槟榔，
夏月气冲芩连柏，春加风药鼓清阳，
长夏沉困精神少，人参麦味泽苓苍。
肺热咳嗽减参去，春加金沸款冬芳，
夏加麦冬五味子，秋冬连根节麻黄。
头痛蔓荆甚芎入，巅脑藁本苦细尝。
沉重懒倦或呕逆，痰厥头疼半夏姜。
口干嗌干或表热，加葛生津清胃阳。

大便燥涩元明粉,血燥归桃熟大黄。
痞胀香砂连枳朴,寒减黄连加炒姜。
胃痛草蔻寒益智,气滞青皮白蔻香。
腹痛芍草芩桂审,脐下痛桂熟地黄。
内外烦疼归和血,胁下痛急草柴良。
身重脚软己苍柏,身疼发热藁防羌。

清暑益气汤　清燥汤

长夏湿暑交相病,暑多清暑益气功,
汗热烦渴倦少气,恶食尿涩便溏行,
补中去柴加柏泽,麦味苍曲甘葛青,
湿多痿厥清燥地,猪茯柴连减葛青。

升阳散火汤　火郁汤

血虚胃弱过食凉,阳郁于脾散火汤,
肌肤筋骨肢困热,扪之烙手热非常,
羌独芍防升柴葛,人参二草枣生姜,
火郁加葱减参独,恶寒沉数发之方。

白术附子汤　加味理中汤

内伤水来侮土病,寒湿白术附子汤,
涎涕腹胀时多溺,足软无力痛为殃,
腰背胛眼脊背痛,丸冷阴阴痛不常,

苍附五苓陈半朴,虚宜理中附苓苍。

人参资生丸
资生脾胃俱虚病,不寒不热平补方,
食少难消倒饱胀,面黄肌瘦倦难当。

清胃理脾汤
清胃理脾治湿热,伤食平胃酌三黄,
大便黏秽小便赤,饮食爱冷口舌疮。

理中汤
理中治虚寒湿伤,食少喜热面青黄,
腹痛肠鸣吐冷沫,大便腥秽似鸭溏。

消食健脾丸
胃强脾弱脾胃病,能食不化用消食,
平胃炒盐胡椒共,麦柏楂曲白蒺藜。

开胃进食汤
开胃进食治不食,少食难化胃脾虚,
丁木藿香莲子朴,六君砂麦与神曲。

平胃散
一切伤食脾胃病,痞胀哕呕不能食,
吞酸恶心并噫气,平胃苍朴草陈皮,

快膈枳术痰苓半，伤谷二芽缩神曲，
肉滞山楂面莱菔，滞热芩连柏大宜。

葛花解酲汤

葛花解酲发酒汗，懒食热倦呕头疼，
参葛四苓白蔻缩，神曲干姜陈木青。

秘方化滞丸

秘方化滞寒热滞，一切气积痛攻方，
巴豆醋制棱莪术，青陈连半木丁香。

虚劳总括

虚损成劳因复感，阳虚外寒损肺经；
阴虚内热从肾损，饮食劳倦自脾成；
肺损皮毛洒寒嗽，心损血少月经凝；
脾损食少肌消泻，肝损胁痛懒于行；
肾损骨痿难久立，午热夜汗骨蒸蒸。
从下皮聚毛落死，从上骨痿不起终。
恐惧不解则伤精，怵惕思虑则伤神；
喜乐无极则伤魄，悲哀动中则伤魂；
忧愁不已则伤意，盛怒不止则伤志；
劳倦过度则伤气，气血骨肉筋精极。

虚劳死证

阴劳细数形尽死,阳劳微革气脱终,
枯白颧红一侧卧,嗽哑咽痛咯星红。
五脏无胃为真脏,形肉虽存不久停。
一息二至名曰损,一息一至行尸名。
大骨枯槁大肉陷,动作益衰精髓空。
真脏未见一岁死,若见真脏克期凶。
喘满动形六月死,一月内痛引肩胸,
身热破䐃肉尽脱,十日之内不能生。
真脏脉见目眶陷,目不见人顷刻倾,
若能见人神犹持,至所不胜日时终。

虚劳治法

后天之治本血气,先天之治法阴阳,
肾肝心肺治在后,脾损之法同内伤。

拯阴理劳汤

阴虚火动用拯阴,皮寒骨蒸咳嗽侵,
食少痰多烦少气,生脉归芍地板贞。
薏苡橘丹连合草,汗多不寐加枣仁,
燥痰桑贝湿苓半,阿胶咳血骨热深。

拯阳理劳汤

阳虚气弱用拯阳,倦怠恶烦劳则张,
表热自汗身酸痛,减去升柴补中方,
更添桂味寒加附,泻入升柴诃蔻香,
夏咳减桂加麦味,冬咳不减味干姜。

六味地黄汤　都气汤　七味地黄汤
生脉地黄汤　桂附地黄汤　知柏地黄汤
金匮肾气汤

肾虚午热形消瘦,水泛为痰津液伤,
咳嗽盗汗失精血,消渴淋浊口咽疮。
熟地药黄丹苓泽,加味劳嗽都气汤。
引火归元加肉桂,火妄刑金生脉良。
桂附益火消阴翳,知柏壮水制阳光。
车牛桂附名肾气,阳虚水肿淋浊方。

大补阴丸　滋阴降火汤

大补阴丸制壮火,滋阴降火救伤金,
龟板知柏地髓剂,二冬归芍草砂仁。
咳加百味汗地骨,血痰金贝虚芪参,
虚热无汗宜散火,有汗骨蒸亦补阴。

保元汤

一切气虚保元汤，芪外参内草中央，
加桂能生命门气，痘疮灰陷与清浆。

四君子汤　五味异功汤　六君子汤　七味白术散　四兽饮

脾胃气虚四君子，脉软形衰面白黄，
倦怠懒言食少气，参苓术草枣姜强。
气滞加陈异功散，有痰橘半六君汤，
肌热泻渴藿木葛，虚疟六君果梅姜。

芎归汤　开骨散

一切血病芎归汤，产后胎前必用方，
气虚难产参倍入，交骨难开龟发良。

四物汤　圣愈汤　六物汤　加味四物汤　地骨皮饮

调肝养血宜四物，归芎芍地酌相应，
气虚血少参芪补，气燥血热知柏清。
寒热柴丹炒栀子，但热无寒丹骨平，
热甚芩连寒桂附，止血茅蒲破桃红。

八珍汤　十全大补汤　人参养荣汤

一切气血两虚证，八珍四物与四君，
气乏色枯毛发落，自汗盗汗悸忘臻，
发热咳嗽吐衄血，食少肌瘦泄泻频，
十全大补加芪桂，荣去芎加远味陈。

小建中汤　黄芪建中汤　当归建中汤　双和饮

虚劳腹痛小建中，悸衄之血梦失精，
手足频热肢酸痛，芍草饴桂枣姜同，
卫虚加芪黄芪建，荣虚当归建中名，
温养气血双和饮，三方减饴加地芎。

补肝汤

补肝汤治肝虚损，筋缓不能自收持，
目暗䀮䀮无所见，四物酸枣草瓜宜。

加味救肺饮

加味救肺治肺损，嗽血金家被火刑，
归芍麦味参芪草，百花紫菀马兜铃。

天王补心丹

天王补心心虚损，健忘神虚烦不眠，

柏子味苓归地桔，三参天麦远朱酸。

归脾汤

归脾思虑伤心脾，热烦盗汗悸惊俱，
健忘怔忡时恍惚，四君酸远木归芪。

人参固本汤丸　保元生脉固本汤

固本肺肾两虚病，肺痿咳血欲成劳，
二冬二地人参共，保元生脉脾同调。

逍遥散

逍遥理脾而清肝，血虚骨蒸烦嗽痰，
寒热颊赤胁不快，妇人经病脉虚弦，
术苓归芍柴薄草，加味栀丹肝热添，
肝气滞郁陈抚附，热加吴萸炒黄连。

痨瘵总括

痨瘵阴虚虫干血，积热骨蒸咳嗽痰，
肌肤甲错目黯黑，始健不泻下为先。

痨瘵治法

痨瘵至泻则必死，不泻能食尚可痊。
初取利后宜详审，次服柴胡清骨煎。

虚用黄芪鳖甲散，热衰大补养荣参。
皮热柴胡胡连入，骨蒸青蒿鳖甲添。
阴虚补阴诸丸剂，阳虚补阳等汤圆。
咳嗽自同咳嗽治，嗽血成方太平丸。

大黄䗪虫丸　大黄青蒿煎　传尸将军丸

干血大黄䗪虫治，积热蒿黄胆便煎，
癸亥腰眼灸七壮，后服传尸将军丸。

柴胡清骨散

清骨骨蒸久不痊，热甚秦知草胡连，
鳖甲青蒿柴地骨，韭白髓胆童便煎。

黄芪鳖甲散

黄芪鳖甲虚劳热，骨蒸晡热渴而烦，
肌肉消瘦食减少，盗汗咳嗽出血痰；
生地赤芍柴秦草，知芪菀骨半苓煎，
人参桂桔俱减半，鳖甲天冬桑倍添。

自汗盗汗总括

自汗表阳虚恶冷，阳实蒸热汗津津，
盗汗阴虚分心肾，心虚不固火伤阴。

黄芪六一汤　玉屏风散　黄芪建中汤

自汗表虚黄芪草，玉屏风散术芪防，
气虚加参阳虚附，血虚黄芪建中汤。

当归六黄汤　酸枣仁汤

盗汗心火下伤阴，归芪二地柏连芩，
心虚酸枣芍归地，知柏苓芪五味参。

失血总括

九窍出血名大衄，鼻出鼻衄脑如泉，
耳目出血耳目衄，肤出肌衄齿牙宣，
内衄嗽涎脾唾肾，咯心咳肺呕属肝，
精窍溺血膀胱淋，便血大肠吐胃间。

失血死证

失血身凉脉小顺，大疾身热卧难凶，
口鼻涌出而不止，大下溃腐命多倾。

失血治法

阳乘阴热血妄行，血犯气分不归经，

血病及腑渗入浊，由来脏病溢出清。
热伤失血宜清热，劳伤理损自然平，
努即内伤初破逐，久与劳伤治法同。

犀角地黄汤

热伤一切失血病，犀角地黄芍牡丹，
胸膈满痛加桃大，热甚吐衄入芩连。
因怒呕血柴栀炒，唾血元参知柏煎，
咯加二冬嗽二母，涎壅促嗽郁金丸。

加味救肺饮加郁金汤

劳伤吐血救肺饮，嗽血加调郁金汤。
形衰无热气血弱，人参养荣加麦良。

芎归饮

饱食用力或持重，努破脉络血归芎，
呕血漉漉声上逆，跌扑堕打有瘀行。

参地煎

参地衄吐血不已，热随血减气随亡，
气虚人参为君主，血热为君生地黄。

泻肺丸

嗽血壅逆虚苏子，积热痰黄泻肺丸，

蒌仁半贝金荸杏，三黄惟大有除添。

保肺汤

保肺肺痈吐脓血，白及薏苡贝金陈，
苦梗苦荸甘草节，初加防风溃芪参。

牛膝四物汤

尿血同出痛淋血，尿血分出溺血名，
溺血精窍牛四物，淋血八正地金通。

珀珠散

溺血诸药而不效，块血窍滞茎急疼，
珀珠六一朱砂共，引煎一两整木通。

槐花散

便血内热伤阴络，风合肠风湿脏疡，
槐花侧枳连炒穗，风加秦防湿楝苍。

升阳去湿和血汤

便血日久凉不应，升补升芪苍桂秦，
归芍丹陈二地草，热加荑连虚人参。

消渴总括

试观年老多夜溺，休信三消尽热干，

饮多尿少浑赤热，饮少尿多清白寒。

消渴生死

三消便硬若能食，脉大实强尚可医，
不食舌白传肿泻，热多舌紫发痈疽。

消渴治法

竹叶黄芪汤

便硬能食脉大强，调胃金花尠酌当，
不食渴泻白术散，竹叶黄芪不泻方，
黄芪黄芩合四物，竹叶石膏减粳姜，
气虚胃热参白虎，饮一溲二肾气汤。

神之名义

形之精粹处名心，中含良性本天真，
天真一气精神祖，体是精兮用是神。

神之变化

神从精气妙合有，随神往来魂阳灵，
并精出入阴灵魄，意是心机动未形，
意之所专谓之志，志之动变乃思名，

以思谋远是为虑,用虑处物智因生。

五脏神情

心藏神兮脾意智,肺魄肝魂肾志精,
气和志达生喜笑,气暴志愤恚怒生,
忧思系心不解散,悲哭哀苦悽然情,
内生惧恐求人伴,外触骇然响动惊。

神病治法

朱砂安神丸

内生不恐心跳悸,悸更惊惕是怔忡,
善忘前言曰健忘,如昏似慧恍惚名,
失志伤神心胆弱,痰饮九气火相乘,
清热朱连归地草,余病他门治法精。

仁熟散

恐畏不能独自卧,胆虚气怯用仁熟,
柏仁地枸味萸桂,参神菊壳酒调服。

癫痫总括

经言癫狂本一病,狂乃阳邪癫是阴。

癫疾始发意不乐，甚则神痴语不伦。
狂怒凶狂多不卧，目直骂詈不识亲。
痫发吐涎昏瞀倒，抽搐省后若平人。

三圣散　青州白丸子　滚痰丸　遂心丹　矾郁丸　控涎丹　抱胆丸　镇心丹

癫狂痫疾三圣吐，风痰白丸热滚痰，
痰实遂心气矾郁，痰惊须用控涎丹，
无痰抱胆镇心治，发灸百会自然安，
初发皂角灌鼻内，涎多欲止点汤盐。

诸气总括

寒气　炅气　喜气　怒气　劳气　思气　悲气　恐气　惊气

一气触为九寒炅，喜怒劳思悲恐惊。
寒收外束腠理闭，炅泄内蒸腠理通，
喜则气缓虚极散，劳耗思结气难行，
怒气逆上甚呕血，下乘脾虚飧泻成，
恐则气下伤精志，惊心无倚乱怔忡，
悲消荣卫不散布，壮行弱着病丛生。

诸气辨证

短气气短不能续,少气气少不足言,
气痛走注内外痛,气郁失志怫情间,
上气气逆苏子降,下气气陷补中宣,
臭甚伤食肠胃郁,减食消导自然安。

诸气治法

寒热热寒结者散,上抑下举惊者平,
喜以恐胜悲以喜,劳温短少补皆同。

木香流气饮

木香流气调诸气,快利三焦荣卫行,
达表通里开胸膈,肿胀喘嗽气为疼。
六君丁皮沉木桂,白芷香附果苏青,
大黄枳朴槟蓬术,麦冬大腹木瓜通。

分心气饮

分心气饮治七情,气滞胸腹不流行,
正减芷朴通木附,麦桂青桑槟壳蓬。

苏子降气汤　越鞠汤

苏子降气气上攻,下虚上盛气痰壅,

喘咳涎嗽胸膈满，气秘气逆呕鲜红，
橘半肉桂南苏子，前朴沉归甘草同。
郁食气血痰湿热，越鞠苍栀曲附芎。

四七汤

四七七气郁生痰，梅核吐咯结喉间，
调和诸气平和剂，半苓厚朴紫苏煎，
快气橘草香附入，妇人气病效如仙，
恶阻更加芎归芍，气痰浊带送白丸。

镇心丹　妙香散

惊实镇心朱齿血，惊虚妙香木麝香，
山药茯神参芪草，朱砂桔梗远苓菖。

遗精总括

不梦而遗心肾弱，梦而后遗火之强，
过欲精滑清气陷，久旷溢泻味醇伤。

龙骨远志丸　坎离既济汤　封髓丹

心肾虚弱朱远志，龙骨神苓菖蒲参，
久旷火旺地知柏，胃虚柏草缩砂仁。

补精丸

精出不止阳不痿，强中过补过淫成，

久出血痛形羸死,或发消渴或发痈。
阳盛坎离加龙骨,实热解毒大黄攻,
调补骨脂韭山药,磁石苁蓉参鹿茸。

浊带总括

浊病精窍溺自清,秽物如脓阴内疼,
赤热精竭不及化,白寒湿热败精成。

清心莲子饮 萆薢分清饮 珍珠粉丸

浊热清心莲子饮,寒草菖乌益草苓,
湿热珍珠炒姜柏,滑黛神曲椿蛤同。

黑锡丹

黑锡上盛下虚冷,精竭阳虚火上攻,
上壅头痛痰气逆,下漏浊带白淫精。
骨脂茴香葫芦巴,肉蔻桂附木金樱,
沉香阳起巴戟肉,硫铅法结要研明。

痰饮总括

阴盛为饮阳盛痰,稠浊是热沫清寒,
燥少粘连咯不易,湿多易出风掉眩,

膈满呕吐为伏饮，支饮喘咳肿卧难，
饮流四肢身痛溢，嗽引胁痛谓之悬，
痰饮素盛今暴瘦，漉漉声水走肠间，
饮留肺胸喘短渴，在心下悸背心寒。

二陈汤　燥痰汤

诸痰橘半茯苓草，惟有燥者不相当，
风加南星白附子，热加芩连寒桂姜，
气合四七郁香附，虚入参术湿入苍，
燥芩旋海天冬橘，风消枳桔贝蒌霜。

茯苓指迷丸

茯苓风消枳壳半，痰饮平剂指迷丸，
寒实瓜蒂透罗治，热实大陷小胃丹。

半夏茯苓汤加丁香汤　越婢加术汤

流饮控涎苓桂治，伏饮神佑半苓丁，
支饮葶苈悬十枣，溢饮越术小青龙。

咳嗽总括

有声曰咳有痰嗽，声痰俱有咳嗽名。
虽云脏腑皆咳嗽，要在聚胃关肺中。
胃浊脾湿嗽痰本，肺失清肃咳因生。

风寒火郁燥痰饮，积热虚寒久劳成。

参苏饮　芎苏饮　香苏饮　茯苓补心汤

参苏感冒邪伤肺，热寒咳嗽嚏痰涎；
气虚用参实减去，二陈枳桔葛苏前；
头痛加芎喘加杏，芩因热入麻干寒；
虚劳胎产有是证，补心四物量抽添。

泻心散　葶苈泻白散

泻白肺火郁气分，喘咳面肿热无痰，
桑骨甘草寒麻杏，血分加芩热甚连，
咳急呕逆青橘半，郁甚失音诃桔添，
停饮喘嗽不得卧，加苦葶苈效通仙。

清肺汤

清肺肺燥热咳嗽，二冬母草橘芩桑，
痰加蒌半喘加杏，快气枳桔敛味良。

清燥救肺汤

喻氏清燥救肺汤，肺气虚燥郁咳方，
参草麦膏生气液，杏枇降逆效功长，
胡麻桑叶阿润燥，血枯须加生地黄，

热甚牛黄羚犀角,痰多贝母与蒌霜。

透罗丹　泻肺丸

寒实痰清透罗丹,咳时涎壅气出难,
巴杏大牵皂半饼,热实痰稠泻肺丸。

人参泻肺汤

积热伤肺宜泻肺,喘嗽痰多黏色黄,
胸膈满热大便涩,凉膈枳桔杏参桑。

钟乳补肺汤

补肺虚寒喘嗽血,皮毛焦枯有多年,
生脉菀款桑皮桂,钟英糯米枣姜煎。

人参养肺汤

养肺平剂肺气虚,劳久喘嗽血腥宜,
参草杏阿知母枣,乌梅罂粟骨桑皮。

清宁膏　太平丸

咳嗽痰血清宁治,甘桔麦地橘龙圆,
薏米川贝薄荷末,血过于痰太平丸。

琼玉膏　杏酥膏

琼玉膏治肺虚劳,肺痿干嗽咳涎滔,
生地膏蜜参苓末,不虚燥蜜杏酥膏。

喘吼总括

喘则呼吸气急促，哮则喉中有响声，
实热气粗胸满硬，虚寒气乏饮痰清。

喘急死证

喘汗润发为肺绝，脉涩肢寒命不昌，
喘咳吐血不得卧，形衰脉大气多亡。

华盖汤　千金定喘汤　葶苈大枣汤

外寒喘吼华盖汤，麻杏苏草橘苓桑，
减苓加芩款半果，饮喘难卧枣葶方。

萝皂丸　苏子降气汤

火郁喘急泻白散，痰盛作喘萝皂丸，
蒌仁海石星萝皂，气喘苏子降气痊。

五味子汤　黑锡丹　肾气汤　人参理肺汤

气虚味麦参陈杏，虚寒黑锡肾气汤，
日久敛喘参桔味，麻杏罂粟归木香。

肿胀总括

卫气并脉循分肉,内伤外感正邪攻,
外邪客脉为脉胀,邪留分肉肤胀生。

诸脉胀 单腹胀 肤胀 鼓胀

脉胀筋起络色变,久成单腹未脱清,
肤胀䐜䐜初不硬,缠绵气鼓胀膨膨。

肠覃 石瘕

外邪干卫客肠外,肠覃月事以时行,
外邪干营客胞内,石瘕经闭状妊盈。

水胀 石水 风水

皮厚色苍多是气,皮薄色泽水湿成,
气速安卧从上下,水渐难眠咳喘征,
石水少腹肿不喘,风水面肿胫足同,
石水阴邪寒水结,风水阳邪热湿凝。

胀满 水肿 死证

腹胀身热及失血,四末清脱泻数行,
肿起四肢后入腹,利旋满肿腹筋青,
唇黑脐突阴囊腐,缺盆脊背足心平,

脉大时绝或虚涩,肿胀逢之却可惊。

木香流气饮

肤胀脉胀通身胀,单腹鼓胀四肢平,
肤胀木香流气饮,脉胀加姜黄抚芎。

厚朴散　下瘀血汤

单腹鼓胀分气血,气实肠罩厚朴槟,
木枳青陈遂大戟,血实石瘕下瘀汤。

寒胀中满分消汤　热胀中满分消汤

气虚胀病分寒热,中满分消有二方。
寒胀参芪归苓朴,半夏吴萸连二姜,
升柴乌麻青柏泽,荜澄草蔻益木香。
热缩六君知猪泽,枳朴芩连干姜黄。

水肿治法

上肿多风宜乎汗,下肿多湿利水泉。
汗宜越婢加苍术,利用贴脐琥珀丹,
外散内利疏凿饮,喘不得卧苏葶先,
阳水热浚湿神祐,阴水实脾肾气丸。

疏凿饮子　茯苓导水汤

水肿两解疏凿饮,和剂茯苓导水汤。

疏凿椒目赤小豆，槟榔商陆木通羌，
秦艽大腹苓皮泽。茯苓导水泽苓桑，
木香木瓜砂陈术，苏叶大腹麦槟榔。

实脾饮

里实自然寻浚祐，里虚实脾四君香。
木瓜附子大腹子，厚朴草果炒干姜。
投诸温补俱无验，欲诸攻下又难当，
须行九补一攻法，缓求淡食命多昌。

疟疾总括

夏伤于暑舍营内，秋感寒风并卫居，
比时或为外邪束，暑汗无出病疟疾。

日作间作

疟随经络循伏膂，深入脊内注伏冲，
横连膜原薄脏腑，会卫之时正邪争。
得阴内薄生寒栗，得阳外出热蒸蒸。
邪浅日作日会卫，邪深间作卫迟逢。

疟昼夜作

卫不循经行脉外，阳会昼发阴夜发，

邪退自然归阳分,病进每必入阴家。

疟早晏作

卫气平旦会风府,邪传日下一节间,
从头循下故益晏,下极复上早之缘。

疟疾治法

疟初气实汗吐下,表里俱清用解方,
清解不愈方可截,久疟形虚补自当。

桂麻各半汤

疟初寒热两平者,桂麻各半汗方疗,
汗少寒多麻倍入,汗多倍桂热加膏。

麻黄羌活汤　桂枝羌活汤　麻黄羌活加半夏汤　白虎汤　白虎桂枝汤　柴胡白虎汤　柴胡桂枝汤

寒多寒疟而无汗,麻黄羌活草防寻。
热多有汗为风疟,减麻添桂呕半均。
先热后寒名温疟,白虎汗多合桂君。
瘅疟但热柴白虎,牝疟惟寒柴桂亲。

草果柴平汤　大柴胡汤

食疟痞闷噫恶食，草果小柴平胃宜，
疟里便硬大柴下，消槟果朴量加之。

清脾饮

疟疾已经汗吐下，清解未尽寒热方，
清脾白术青朴果，小柴参去入苓姜。
气虚加参痰橘半，饮多宜逐倍姜榔，
渴热知膏天花粉，食滞麦曲湿泽苍。

久疟虚疟劳疟

久疟气虚脾胃弱，四兽益气等汤斟，
劳疟鳖甲十全补，热除芪桂入柴芩。

柴胡截疟饮　密陀僧散

诸疟发过三五次，表里皆清截法先，
未清截早发不已，已清不截正衰难。
截虚柴胡截疟饮，小柴梅桃槟常山。
截实不二陀僧散，烧酒冷调服面南。

痎疟疟母

痎疟经年久不愈，疟母成块结癖瘕，

形实控涎或化滞，攻后余法与前同。

桂枝麻黄柴胡四物去杏仁加桃仁汤

疟在夜发三阴疟，桂麻柴物杏易桃，
鬼疟尸注多恶梦，恐怖苏合效功高。

霍乱总括

挥霍变乱生仓卒，心腹大痛吐利兼，
吐泻不出干霍乱，舌卷筋缩入腹难。

藿香正气散　二香汤　甘露饮

霍乱风寒暑食水，杂邪为病正气方，
藿苏陈半茯苓草，芷桔腹皮厚朴当。
转筋木瓜吴萸入，暑合香薷湿入苍。
暑热六一甘露饮，寒极乌附理中汤。

噎膈翻胃总括

三阳热结伤津液，干枯贲幽魄不通，
贲门不纳为噎膈，幽门不放翻胃成。
二证留连传导隘，魄门应自涩于行，
胸痛便硬如羊粪，吐沫呕血命难生。

人参利膈丸　汞硫散

五汁大黄清燥热，丁沉君子理虚寒，
便秘壅遏应利膈，吐逆不止汞硫先。
利膈小承参草木，归藿槟桃麻蜜丸，
汞一硫二研如墨，老酒姜汁服即安。

四君子汤　四物汤　二陈汤　二十四味流气饮

气少血枯四君物，痰多气滞二陈流。
余者亦同呕吐法，竭思区画待天休。

呕吐哕总括

有物有声谓之呕，有物无声吐之征，
无物有声哕干呕，面青指黑痛厥凶。

小半夏汤　橘皮半夏汤　大半夏汤　黄连半夏汤　丁萸六均汤

呕吐半姜为圣药，气盛加橘虚蜜参，
热盛姜连便闭下，寒盛丁萸姜六君。

五汁饮　硫汞散　化滞丸

润燥止吐五汁饮，芦荠甘蔗竹沥姜，

呕吐不下硫汞坠,积痛作吐化滞良。

诸泄总括

湿泻　濡泻　水泻　洞泻　寒泻　飧泻　脾泻　肾泻

湿胜濡泻即水泻,多水肠鸣腹不疼。
寒湿洞泻即寒泻,鸭溏清彻痛雷鸣。
完谷不化名飧泻,土衰木盛不升清。
脾虚腹满食后泻,肾泻寒虚晨数行。

食泻　胃泻　饮泻　痰泻　火泻　暑泻　滑泻　大瘕泻

伤食作泻即胃泻,噫气腹痛秽而黏。
渴饮泻复渴饮泻,时泻时止却属痰。
火泻阵阵痛饮冷,暑泻面垢汗渴烦。
滑泻日久不能禁,大瘕今时作痢看。

泄泻死证

泄泻形衰脉实大,五虚哕逆手足寒,
大孔直出无禁止,下泻上噉命多难。

参苓白术散

湿泻胃苓分清浊，寒泻理中附子添，
飧泻升阳益胃治，倍加芍药减黄连。
脾泻参苓白术散，扁豆四君莲肉攒，
薏苡山药缩砂桔，肾泻二神四神丸。

青六散　芍药芩连葛根汤　八柱散

食泻实下虚消导，饮泻实者神祐斟，
虚者春泽甘露饮，痰泻实攻虚六君，
火泻草芍芩连葛，暑泻红曲六一匀，
滑泻八柱理中附，粟壳乌梅诃蔻寻。

泻心导赤散　茯苓车前子饮　苓桂理中汤

口糜泄泻虽云热，上下相移亦必虚，
心脾开窍于舌口，小肠胃病化职失。
糜发生地通连草，泻下参苓白术宜，
尿少茯苓车前饮，火虚苓桂理中医。

痢疾总括

大瘕小肠大肠泻，肠澼滞下古痢名。
外因风暑湿蒸气，内因不谨饮食生。

白痢伤气赤伤血,寒虚微痛热窘疼。
实坠粪前虚坠后,湿热寒虚初久称。

噤口痢　水谷痢　风痢　休息痢

热痢　寒痢　湿痢　五色痢

噤口饮食俱不纳,水谷糟粕杂血脓,
风痢坠重圊清血,休息时作复时停,
热痢鱼脑稠黏秽,寒痢稀溏白清腥,
湿痢黑豆汁浑浊,五色相杂脏气凶。

痢疾死证

水浆不入利不止,气少脉细皮肤寒,
纯血噤口呕脏气,身热脉大命难全。

仓廪汤　大黄黄连汤

初痢表热宜仓廪,里热冲心大黄连,
寒痢理中诃蔻缩,附白桂赤不须言。

芍药汤

初痢内外无大热,芩连枳木芍归槟,
桂草尿涩滑石倍,利数窘痛入大黄。

香连和胃汤　参连开噤汤　贴脐法

痢疾下后调气血,宜用香连和胃汤,

黄芩芍药香连草，陈皮白术缩砂当，
赤虚更加椿榆炒，白虚参苓共炒姜，
噤口参连石莲子，贴脐王瓜藤散良。

真人养脏汤

久痢寒热乌梅治，寒虚滑痢养脏汤，
参术肉蔻归诃桂，芍药罂粟草木香。

香连平胃散　胃风汤

水谷调中益气治，湿痢香连平胃方，
虚湿风痢胃风治，桂粟八珍减地黄。

五色痢休息痢治法

五色休息皆伤脏，涩早滞热蕴于中，
补之不应脉有力，日久仍攻余法同。

疸证总括

面目身黄欲安卧，小便浑黄疸病成，
已食如饥饱烦眩，胃疸谷疸酒疸名，
女劳额黑少腹急，小便自利瘀生，
黄汗微肿皆湿热，阴黄重痛厥如冰。

疸病死证

疸过十日而反剧,色若烟熏目暗青,
喘满渴烦如啖蒜,面黧汗冷及天行。

麻黄茵陈醇酒汤　茵陈蒿汤　栀子柏皮汤　茵陈五苓散

表实麻黄茵陈酒,里实茵陈栀大黄,
无证茵陈栀子柏,尿少茵陈五苓汤。

胃疸汤

谷疸热实宜乎下,不实宜用胃疸汤,
茵陈胃苓减草朴,连栀防己葛秦方。

茵陈解酲汤　栀子大黄汤　蔓菁散　加味玉屏风散

酒疸虚茵解酲汤,实用栀豉枳大黄,
黄汗一味蔓菁散,石膏茵陈芪术防。

石膏散　肾疸汤

女劳实者膏滑麦,女劳虚者肾疸医,
升阳散火减去芍,加芩柏曲四苓俱。

积聚总括

五积六聚本难经,七癥八瘕载千金。
肠覃石瘕辨月事,痃癖之名别浅深。
脏积发时有常处,腑聚忽散无本根。
癥类积痃瘕聚癖,肠满汁溢外寒因。

积聚难证

积聚牢坚不软动,胃弱溏泻不堪攻,
奔豚发作状欲死,气上冲喉神怖惊。

积聚治法

积聚胃强攻可用,攻虚兼补正邪安,
气食积癖宜化滞,温白桃仁控涎丹。

疝证总括

经云任脉结七疝,子和七疝主于肝,
肝经过腹环阴器,任脉循腹里之原。
疝证少腹引阴痛,冲上冲心二便难,
厥吐瘕癥狐出入,溃脓癃秘木癞顽。

疝证同名异辨

血疝便毒溃鱼口，癀癞气坠筋即㿗，
水疝胞痹皆癃疝，冲似小肠腰痛连。

诸疝治法

治疝左右分气血，尤别虚湿热与寒，
寒收引痛热多纵，湿肿重坠虚轻然。

当归温疝汤　乌桂汤

中寒冷疝归芍附，桂索茴楝泽萸苓，
外寒入腹川乌蜜，肉桂芍草枣姜同。

乌头栀子汤

外寒内热乌栀炒，水酒加盐疝痛安，
癞疝不问新与久，三层茴香自可痊。

十味苍柏散

醇酒厚味湿热疝，不谨房劳受外寒，
苍柏香附青益草，茴索楂桃附子煎。

茴楝五苓散　大黄皂刺汤

膀胱水疝尿不利，五苓茴楝与葱盐，
瘕硬血疝宜乎下，大黄皂刺酒来煎。

羊肉汤

血分寒疝女产后，脐腹连阴胀痛疼，
羊肉一斤姜五两，当归三两水八升。

夺命汤

冲疝厥疝痛上攻，脐悸奔豚气上行，
吴萸一味为君主，肉桂泽泻白茯苓。

青木香丸

气疝诸疝走注痛，青木香附吴萸良，
巴豆拌炒川楝肉，乌药荜澄小茴香。

茴香楝实丸

楝实狐疝一切疝，楝肉茴香马蔺芫，
三萸二皮各一两，仍宜急灸大敦安。

头痛眩晕总括

头痛痰热风湿气，或兼气血虚而疼，
在右属气多痰热，左属血少更属风。
因风眩晕头风痛，热晕烦渴火上攻，
气郁不伸痰呕吐，湿则重痛虚动增。

头痛眩晕死证

真头脑痛朝夕死，手足厥逆至节青，
泻多眩晕时时冒，头卒大痛目瞀凶。

荜茇散　芎芷石膏汤

头风嗜鼻热荜茇，湿盛瓜蒂入茶茗，
风盛日久三圣散，内服芎芷石膏灵。
芎芷石膏菊羌藁，苦加细辛风防荆，
热加栀翘芩薄草，便秘尿红硝黄攻。

茶调散　清震汤　滚痰丸　人参芎附汤

风热便利茶调散，雷头荷叶苍与升，
痰热滚痰芎作引，虚寒真痛附参芎。

芎犀丸

偏正头风芎犀丸，血虚四物薄羌天，
气虚补中加芎细，气逆降气黑锡丹。

芎麻汤　半夏白术天麻汤

欲吐晕重风痰痛，芎麻汤下白丸宁，
虚者六君芪干柏，天麻曲蘗泽苍同。

荆穗四物汤

头晕头痛同一治,血虚物穗气补中,
气血两虚十全补,上盛下虚黑锡灵。

眼目总括

目为五脏六腑精,气白筋黑骨精瞳,
血为眦络肉约束,裹撷系属脑项中。
经热腠开因风入,合邪上攻赤肿疼,
轻者外障生云翳,重者积热顿伤睛。

外障病证

火眼赤肿泪涩痛,硬肿多热软多风,
睑粟烂弦鸡蚬肉,努肉赤脉贯瞳睛;
血灌瞳人高突起,旋螺尖起蟹睛疼,
拳毛风泪风痒极,赤膜下垂黄膜冲。

内障病证

内障头风五风变,珠白黄绿不光明,
头风痛引目无泪,相注如坐暗室中,
绿风头旋连鼻痛,两角相牵引目疼,
时或白花红花起,同绿黑花为黑风,

乌花不旋渐昏暗，黄风雀目久金睛，
青风微旋不痒痛，青花转转目昏蒙。

菊花通圣散　洗刀散

暴发火眼通圣菊，外障等证减加方，
风盛羌加防麻倍，热盛加连倍硝黄，
痛生翳膜多伤目，洗刀更入细独羌，
元参木贼白蒺藜，草决蝉蜕蔓青葙。

内外障治

外障无寒一句了，五轮变赤火因生。
内障有虚心肾弱，故如不病损光明。
火能外鉴水内照，养神壮水自收功，
五风内变诸翳障，眼科自有法能攻。

牙齿口舌总括

牙者骨余属乎肾，牙龈手足两阳明，
齿长豁动为肾惫，牙疼胃火风寒虫。
不怕冷热为风痛，火肿喜冷得寒疼，
寒不肿蛀喜热饮，虫牙蚀尽一牙生。

骨槽风　牙疳疮

骨槽龈颊肿硬疼，牙龈腐烂出血脓，

牙疳肿硬溃血臭，皆因痘疹癣疾成。

清胃散

清胃血分火牙痛，生地归连升牡饶，
气分宜加荆防细，积热凉膈入升膏。

温风散

温风风牙归芎细，荜茇藁芷露蜂房，
寒牙痛加羌麻附，半服含漱吐涎良。

一笑丸　玉池散　熏药

诸牙椒巴饭丸咬，玉池藁芷骨槐辛，
归芎大豆升防草，虫牙葱韭子烟熏。

羌黄消疳汤

牙疳虽有专科治，然皆未晓累攻神，
能食便软犹当下，雄黄黄荟二连芩。

口舌证治

唇口属脾舌属心，口舌疮糜蕴热深，
口淡脾和臭胃热，五味内溢五脏淫。
木舌重舌舌肿大，唇肿唇疮紧茧唇，
暴发赤痛多实热，淡白时痛每虚因。

咽喉总括

胸膈风热咽喉痛,邪盛单双乳蛾生,
热极肿闭名喉痹,语言难出息不通,
痰盛涎绕喉间响,内外肿闭缠喉风,
喉痹缠喉皆危证,溃后无脓肿闭凶。

如意胜金锭　雄黄解毒丸

咽痛消毒凉膈散,单双乳蛾刺血痊,
喉痹缠喉胜金锭,急攻痰热解毒丸,
昏噤牙关汤不下,从鼻吹灌度喉关,
吐下之后随证治,溃烂珍珠散上安。

吹喉七宝散

咽喉诸证七宝散,消皂蝎雄硼二矾,
细研如尘取一字,吹中患处效如神。

肩背总括

通气防风汤

通气太阳肩背痛,羌独藁草蔓防芎,
气滞加木陈香附,气虚升柴参芪同,
血虚当归白芍药,血瘀姜黄五灵红,

风加灵仙湿二术,研送白丸治痰凝。

心腹诸痛总括

心痛歧骨陷处痛,横满上胸下胃脘,
当脐脾腹连腰肾,少腹小大肠胁肝。
虫痛时止吐清水,疰即中恶寒外干,
悸分停饮与思虑,食即停食冷内寒,
水停痰饮热胃火,气即气滞血瘀缘,
随证分门检方治,真心黑厥至节难。

化滞丸　清中汤

攻湿积热求化滞,攻寒积水备急丹,
火痛二陈栀连蔻,虫用乌梅饮控涎。

木香流气饮

七情郁结流气饮,思虑悸痛归脾汤,
内寒理中外五积,疰痛备急血抵当。

小建中汤

木来乘土腹急痛,缓肝和脾小建中,
血虚寒痛羊肉治,气虚理中加陈青。

乌头栀子汤

劫诸郁痛乌栀子,劫而复痛入元明,

已经吐下或虚久,急痛欲死求鸦鸣。

胸胁总括

瓜蒌薤白白酒汤　瓜蒌薤白半夏汤

瓜蒌薤白白酒汤,胸痹胸背痛难当,
喘息短气时咳唾,难卧仍加半夏良。

颠倒木金散

胸痛气血热饮痰,颠倒木金血气安,
饮热大陷小陷治,顽痰须用控涎丹。

枳芎散　枳橘散　柴胡疏肝汤　加味逍遥散　左金丸　当归龙荟丸

胁痛左属瘀留血,轻金芎枳草重攻,
右属痰气重逐饮,片姜橘枳草医轻。
肝实太息难转侧,肝虚作痛引肩胸;
实用疏肝柴芍草,香附枳陈与川芎,
肝虚逍遥加芎细,陈皮生姜缓其中,
肝虚左金实龙荟,一条扛起积食攻。

腰痛总括

腰痛肾虚风寒湿,痰饮气滞与血瘀,

湿热闪挫凡九种，面忽红黑定难医。

安肾丸

腰痛悠悠虚不举，寄生青娥安肾丸，
胡芦骨脂川楝续，桃杏茴苓山药盐。

羌活胜湿汤　通经丸

腰痛属寒得热减，五积吴萸桃杜安，
寒湿重着胜湿附，内实通经硫面牵，
风痛无常掣引足，经虚当用寄生痊，
经实非汗不能解，续命汤加牛杜穿。

通气散　活络丹

气滞闪挫通气散，木陈穿索草茴牵，
血瘀不移如锥刺，日轻夜重活络丹。

苍柏散　煨肾散

湿热热注足苍柏，二妙牛杜己瓜芎，
腰如物覆湿痰蓄，煨肾椒盐遂有功。

小便闭癃遗尿不禁总括

膀胱热结为癃闭，寒虚遗尿与不禁，
闭即尿闭无滴出，少腹胀满痛难伸，
癃即淋沥点滴出，茎中涩痛数而勤，

不知为遗知不禁，石血膏劳气淋分。

小便闭遗尿死证

呕哕尿闭为关格，若出头汗命将倾，
伤寒狂冒遗尿死，尿闭细涩不能生。

治癃闭熨吐汗三法

阴阳熨脐葱白麝，冷热互熨尿自行，
宣上木通葱探吐，达外葱汤熏汗通。

小便不通

通关丸

热实不化大便硬，癃闭八正木香痊，
阳虚不化多厥冷，恶寒金匮肾气丸。
阴虚不化发午热，不渴知柏桂通关，
气虚不化不急满，倦怠懒言春泽煎。

八正散

石淋犹如砂结铛，是因湿热炼膀胱，
一切热淋八正蒿，通滑栀瞿草车黄。

小蓟饮子

血淋心遗热小肠,实热仍宜下之良,
清热小蓟栀滑淡,归藕通蒲草地黄。

海金沙散　鹿角霜丸

膏淋尿浊或如涕,精溺俱出海草滑,
热盛八正加苍术,虚用秋苓鹿角佳。

加味八正散

气淋肺热难清肃,八正石苇木葵沉,
内伤气虚不能化,五苓益气自通神。

补中益气汤合五苓散　清心莲子饮

劳淋内伤补中苓,肾气知柏过淫成,
劳心清心莲地骨,芪苓车麦草参苓。

琥珀散

痰淋七气白丸子,热燥清热用滋阴,
诸淋平剂琥珀木,葵蓄通滑归郁金。

桂附地黄丸　补中益气汤加白果方

坎离既济汤加山萸肉五味子方

遗尿不禁淋尿白,桂附补中白果煎,
补之不应或尿赤,生地知柏萸味攒。

大便燥结总括

热燥阳结能食数,寒燥阴结不食迟,
实燥食积热结胃,食少先硬后溏脾;
气燥阻隔不降下,血燥干枯老病虚,
风燥久患风家候,直肠结硬导之宜。

结燥治法

温脾汤　握药法

热实脾约三承气,寒实备急共温脾。
大黄姜附桂草朴,寒虚硫半握药医。
虚燥益气硝黄入,血燥润肠与更衣。
气燥四磨参利膈,风燥搜风顺气宜。

第三部分
妇科心法要诀

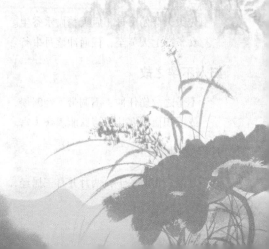

调经门

妇科总括

男妇两科同一治,所异调经崩带癥,
嗣育胎前并产后,前阴乳疾不相同。

天癸月经之原

先天天癸始父母,后天精血水谷生。
女子二七天癸至,任通冲盛月事行。

妇人不孕之故

不子之故伤任冲,不调带下经漏崩,
或因积血胞寒热,痰饮脂膜病子宫。

月经之常

月经三旬时一下,两月并月三居经,

一年一至为避年,一生不至孕暗经。

月经异常

经期吐血或衄血,上溢妄行曰逆经,
受孕行经曰垢胎,受孕下血漏胎名。

外因经病

天地温和经水安,寒凝热沸风荡然,
邪入胞中任冲损,妇人经病本同参。

内因经病

妇人从人不专主,病多忧忿郁伤情,
血之行止与顺逆,皆由一气率而行。

不内外因经病

血者水谷之精气,若伤脾胃何以生,
不调液竭血枯病,合之非道损伤成。

血色不正病因

血从阳化色正红,色变紫黑热之征,
黄泔淡红湿虚化,更审瘀块黯与明。

气秽清浊病因

热化稠黏臭必秽,寒化清彻臭则腥,
内溃五色有脏气,时下而多命必倾。

愆期前后多少

经来前后为愆期,前热后滞有虚实,
淡少为虚不胀痛,紫多胀痛属有余。

经行发热时热

经行发热时潮热,经前血热经后虚,
发热无时察客热,潮热午后审阴虚。

经行寒热身痛

经来寒热身体痛,当分荣卫与虚实,
有汗不胀卫不足,无汗而胀荣有余。

经行腹痛

腹痛经后气血弱,痛在经前气血凝。
气滞腹胀血滞痛,更审虚实寒热情。

经行泻吐

经行泄泻是脾虚,鸭溏清痛乃寒湿。
胃弱饮伤多呕饮,食伤必痛吐其食。

错经妄行成吐衄崩

逆行吐血错行崩,热伤阴阳络妄行。
血多热去当用补,血少虽虚须主清。

经水过多兼时下白带

多清浅淡虚不摄,稠黏深红热有余,
兼带时下湿热秽,形清腥秽冷湿虚。

调经证治

四君子汤　异功散　六君子汤　香砂六君子汤　七味白术散　参苓白术散　归脾汤　逍遥散　八珍汤　十全大补汤　双和饮　养荣汤　理中汤

补养元气四君子,参苓术草枣生姜。
异功加陈兼理气,虚痰橘半六君汤。

呕吐香砂六君子,渴泻七味藿葛香。
脾泻参苓白术散,薏桔山莲砂扁方。
思虑伤脾损心血,归脾归芪枣远香。
减参加柴归芍薄,逍遥调肝理脾方。
合物八珍兼补血,芪桂十全大补汤,
去参苓术双和饮,去芎加陈养荣汤。
脾胃虚寒吐且泻,理中减苓加干姜。

四物汤　桂枝四物汤　麻黄四物汤柴胡四物汤　玉烛散

妇人血病主四物,归芎白芍熟地黄。
血瘀改以赤芍药,血热易用生地黄。
表热有汗合桂草,表热无汗合麻黄。
少阳寒热小柴并,阳明热合调胃汤。

先期证治

芩连四物汤　地骨皮饮　胶艾四物汤　芩术四物汤　桃红四物汤　当归补血汤　圣愈汤　姜芩四物汤　佛手散　芎归汤

先期实热物芩连,虚热地骨皮饮丹,
血多胶艾热芩术,逐瘀桃红紫块黏。

血少浅淡虚不摄，当归补血归芪先。
虚甚参芪圣愈补，热滞姜芩丹附延。
逐瘀芎归佛手散，又名芎归效若仙。

过期证治

过期饮

过期血滞物桃红，附莪桂草木香通，
血虚期过无胀热，双和圣愈及养荣。

经行发热时热证治

加味地骨皮饮　六神汤

经来身热有表发，内热地骨加胡连，
经后六神加芪骨，逍遥理脾而清肝。

经行身痛证治

羌桂四物汤　黄芪建中汤

经来身痛有表发，无表四物羌桂枝。
经后血多黄芪建，芪桂芍草枣姜饴。

经行腹痛证治

当归建中汤　加味乌药散　琥珀散

经后腹痛当归建,经前胀痛气为殃。
加味乌药汤乌缩,延草木香香附榔。
血凝碍气疼过胀,《本事》琥珀散最良,
棱莪丹桂延乌药,寄奴当归芍地黄。

大温经汤　吴茱萸汤

胞虚寒病大温经,来多期过小腹疼,
归芎芍草人参桂,吴丹胶半麦门冬。
不虚胞受风寒病,吴茱萸汤更加风,
藁细干姜茯苓木,减去阿胶参芍芎。

经行吐泻证治

经泻参苓白术散,鸭溏清痛理中汤,
肌热渴泻七味散,呕饮香砂六君汤。
经行吐衄证治

三黄四物汤　犀角地黄汤

经前吐衄为热壅,三黄四物大芩连;
经后吐衄仍有热,犀角地黄芍牡丹。

经闭门

血滞经闭

石瘕寒气客胞中,状如怀子不经行,
胞闭热气迫肺咳,伤心气血不流通。

血亏经闭

二阳之病发心脾,不月有不得隐曲,
血枯其传为风消,息贲者死不能医。

血枯经闭

脱血过淫产乳众,血枯渐少不行经,
骨蒸面白两颧赤,懒食消瘦咳嗽频。

经闭久嗽成劳

男劳已详心法内,女损阴血传风消,
或因病后素禀弱,经闭咳嗽血风劳。

妇人经断复来

妇人七七天癸竭,不断无疾血有余;
已断复来审其故,邪病相干随证医。

室女经来复止

室女经来复不来,若无所苦不为灾,
必是避年未充足,若见虚形命可衰。

师尼室寡经闭

师尼室寡异乎治,不与寻常妇女同。
诊其脉弦出寸口,知其心志不遂情。
调经若不先识此,错杂病状岂能明!
和肝理脾开郁气,清心随证可收功。

血滞经闭证治

三和汤

石瘕带表吴茱萸,攻里琥珀散最宜,
胞闭三和汤四物,硝黄连薄草芩栀。

血枯血亏经闭证治

六味地黄汤

胃热烁血玉烛散,失血血枯养荣汤。
地黄汤治房劳损,荑药苓丹泽地良。
乳众血枯经若闭,须用十全大补方。

经闭久嗽成劳证治

劫劳散

月水不行蒸潮汗,食减咳嗽血风劳,
劫劳散用参苓芍,归地甘芪半味胶。
妇人经断复来证治

芩心丸　益阴煎

经断复来血热甚,芩心醋丸温酒吞。
益阴知柏龟生地,缩砂炙草枣姜寻。
血多热去伤冲任,十全大补与八珍。
暴怒忧思肝脾损,逍遥归脾二药斟。

室女师尼寡妇经闭证治

大黄䗪虫丸　泽兰叶汤　柏子仁丸

室女经闭多血结,大黄䗪虫桃杏仁,

虻蛭蛴螬甘草芍，干漆生地及黄芩。
　　不足泽兰归草芍，柏子仁丸用柏仁，
　　熟地泽兰牛卷续，相兼久服自然行。
　　师尼寡妇逍遥散，附兰丹地郁栀芩。

妇病难治

　　谚云妇病不易治，盖以幽居情郁疑，
　　执拗不喜望闻问，讳疾忌医术莫施。

诊看妇人须先问经期妊娠

　　未诊妇人女子病，先问经期与妊娠，
　　不详误药非细事，疑似难明昧所因。

崩漏门

崩漏总括

　　淋沥不断名为漏，忽然大下谓之崩。
　　紫黑块痛多属热，日久行多损任冲，
　　脾虚不摄中气陷，暴怒伤肝血妄行。

临证审因须细辨,虚补瘀消热用清。

崩漏证治

荆芩四物汤

崩漏血多物胶艾,热多知柏少芩荆,
漏涩香附桃红破,崩初胀痛琥珀攻。
日久气血冲任损,八珍大补养荣宁。
思虑伤脾归脾治,伤肝逍遥香附青。

补中益气汤　益胃升阳汤

气陷补中益气举,保元升柴归术陈,
益胃升阳加芩曲,腹痛加芍嗽减参。

调经升阳除湿汤

夹水水泻不甚弱,调经升阳除湿汤,
芪草升柴归苍术,羌独藁本蔓荆防。

失笑散　地榆苦酒煎

杀血心痛失笑散,蒲黄五灵脂定疼。
崩血不已防滑脱,地榆苦酒煎止崩。

带下门

五色带下总括

带下劳伤冲与任,邪入胞中五色分,
青肝黄脾白主肺,抷血黑肾赤属心。
随入五脏兼湿化,治从补泻燥寒温,
更审疮脓瘀血化,须别胞膀浊与淫。

带下证治

邪入胞中吴茱萸,赤黏连栀青防栀,
白主益气黑六味,黄淡六君或归脾。

加味四物汤

胞中冷痛乃寒湿,四物附子桂姜宜,
臭腥兼合知柏用,久滑升柴龙牡脂。

清白散

带下湿热清白散,四物姜炭草柏椿,
赤榆荆芩湿二术,滑加龙牡久合君。

导水丸　万安丸

带下有余皆湿化,少腹胀疼污水绵。
导水牵滑芩军热,万安牵椒茴木寒。

威喜丸　固精丸

瘀化疮脓浊淫病,虚实寒热酌其宜。
威喜蜡苓固精菟,韭味桑苓龙牡脂。

癥瘕积痞痃癖疝诸证门

癥瘕积聚痞瘀血血蛊总括

五积六聚分脏腑,七癥八瘕气血凝。
癥积不动有定处,瘕聚推移无定形。
痞闷不宣气壅塞,未成坚块血瘀名。
蓄久不散成血蛊,产后经行风冷乘。

癥瘕证治

大七气汤

妇人一切癥瘕病,上下攻疼七气汤,

藿香益智棱莪术，甘桔青陈肉桂香。

食癥证治

乌药散

经行产后食生冷，脏气相搏结块形，
牢固不移日渐长，开滞消积温散行。
乌药散乌桃莪术，木香当归青桂心。

血癥证治

血竭散

乘脏虚兮风冷干，饮食内与血相搏，
因成血癥坚牢固，胁腹胀痛热而烦。
少食多忘头汗出，血竭归芍蒲桂延。

痞证治

助气丸

三焦痞满胸膈闷，气不宣通助气清，
白术三棱蓬莪术，枳壳槟榔香与陈。

积聚证治

开郁正元散

积聚通用正元散,苓术青陈曲麦延,
香砂海粉楂甘桔,痰饮食积血气搏。

瘀血血蛊证治

桃奴散

腹中瘀血未成形,面黄发热腹胀疼,
产后经来风冷客,血室之内有瘀停。
产后恶露失笑散,经闭瘀凝玉烛攻,
血蛊桃奴獭鼠粪,延桂砂桃附五灵。

痃癖疝证总括

脐旁左右一筋疼,突起如弦痃证名,
僻在两肋名曰癖,高起如山疝病称。
必引少腹腰胁痛,三证皆由风冷成。
或作或止因寒发,痛时方见不痛平。

痃癖证治

葱白散

妇人痃癖腹肋痛,风冷血气结而成,
葱白四物参苓枳,桂朴姜香青莪棱,
茴香曲麦苦楝子,葱盐煎服诃黄斟。

疝病证治

当归散

妇人疝病气攻冲,胁腹刺痛当归芎,
鳖甲吴萸桃仁芍,桂榔青木大黄蓬。

治诸积大法

形虚病盛先扶正,形证俱实去病急,
大积大聚衰其半,须知养正积自除。

嗣育门

胎孕之原

天癸先天生身气,精血后天化成形。
男子二八天癸至,属阳应日精日盈。
女子二七天癸至,属阴应月血月通。
男女媾精乃有子,乾道男成坤女成。

男女完实

精通必待三十娶,天癸二十始适人,
皆欲阴阳完实后,育子坚壮寿偏增。

种子时候

男子聚精在寡欲,交接乘时不可失,
须待细蕴时候至,乐育难忍是真机。

分男女论

精血先后分男女,或以奇偶少多分,

或以子宫左右定,是皆不晓个中因。
欲识此中真消息,乾道阳男坤女阴。

双胎品胎

古以双胎精气盛,不成男女或兼形,
阴阳变常驳气盛,事之所有理难明。

脉见有子

少阴动甚知有子,阴搏阳别尺寸凭,
但搏不滑胎三月,搏而滑石五月形。

胎男女辨

上小下大女腹箕,中正圆高男腹釜。
右疾为女左疾男,胎气钟于阴阳主。

辨别孕病

孕病不分须诊乳,五月之后乳房升。
何以知其母子吉,身虽有病脉和平。

分经养胎

分经养胎不足凭,无所专养论不经。

形始未分无不具，阴阳之道渐分形。

受孕分房静养

受孕分房宜静养，谨戒食味使脾安，
调其喜怒防惊恐，慎厥起居避风寒。

安胎母子二法

安胎之道有二法，母病胎病要详分，
母病动胎但治母，子病致母审胎因。

胎前用药三禁

胎前清热养血主，理脾疏气是为兼，
三禁汗下利小便，随证虚实寒热看。

安胎审宜调治

形瘦不宜过热品，体盛补气恐动痰。
安胎芩术为要药，佐以他药任抽添。
火盛倍芩痰倍术，血虚四物气四君。
杜续胶艾胎不稳，气盛苏腹枳砂陈。

胎前诸证门

胎前总括

妊娠胎前病恶阻,胞阻肿满气烦悬,
痫嗽转胞与子淋,激经胎漏胎不安。
小产死胎胎不长,子喑脏躁鬼胎连。
余病当参杂证治,须知刻刻顾胎原。

恶阻总括

恶心呕吐名恶阻,择食任意过期安。
重者须药主胃弱,更分胎逆痰热寒。

恶阻证治

保生汤

胎气阻逆惟呕吐,无他兼证保生汤,
砂术香附乌陈草,量加参枳引生姜。

加味六君汤

痰饮恶阻吐痰水,烦眩加味六君汤,

枇杷藿香旋缩枳,热秘芩军寒桂姜。

加味温胆汤

热阻恶食喜凉浆,心烦愦闷温胆汤,
橘半茯甘与枳竹,更加芩连芦麦姜。

胞阻总括

妊娠腹痛名胞阻,须审心腹少腹间。
伤食心胃胎腰腹,小腹胞寒水尿难。

胞阻证治

加味平胃散　延胡四物汤

心胃痛多伤食滞,苍朴陈甘果枳曲,
便秘加军倍甘草,胎动延胡四物宜。

加味胶艾四物汤　蜜硝汤

腹腰痛甚防胎堕,胶艾四物杜酒葱,
外邪宜加羌独活,内热便秘蜜硝攻。

加味芎归饮　导赤散　五苓散

胞血受寒少腹疼,参吴胶艾草归芎。
尿涩热甚导赤散,木通生地甘草灵。
水盛阳虚五苓效,术泽肉桂茯猪苓。

子肿子气子满脆脚皱脚总括

头面四肢肿子肿,自膝至足子气名,
肿胀喘满曰子满,但脚肿者脆皱称。

子肿子气子满脆脚皱脚证治

茯苓导水汤

妊娠肿满与子气,水气湿邪脾肺间,
水气浸胎喘难卧,湿气伤胎胀难堪。
均宜茯苓导水治,香瓜槟腹四苓攒,
桑砂苏陈胀加枳,腿脚防己喘葶添。

子烦证治

知母饮

孕妇时烦名子烦,胎热乘心知母痊,
子芩知麦苓芪草,犀热参虚膏渴煎。

子悬胎上逼心证治

紫苏饮

胸膈胀满子悬名,喘甚由胎上逼心,

紫苏饮用归芎芍，陈腹苏甘虚入参。

子痫证治

羚羊角散　钩藤汤

暴仆抽搐不识人，须臾自醒子痫名。
羚羊角散防独杏，五加枣草薏苡仁，
茯苓木香羚羊角；抽搐钩藤汤寄生，
人参茯神归桔梗，口㖞肢废中风成。

子嗽证治

枳桔二陈汤　桔梗汤

妊娠咳嗽名子嗽，阴虚痰饮感风寒。
痰饮二陈加枳桔，风寒桔梗汤可安。
紫苏桔梗麻桑杏，赤苓天冬合贝前。
久嗽阴虚宜清润，麦味地黄汤自痊。

转胞证治

举胎四物汤　阿胶五苓散

饮食如常烦不卧，不得小便转胞称。
举胎救急丹溪法，四物升麻参术陈。

服后探吐吐再服，不应阿胶入五苓。

子淋证治

加味五淋散

子淋频浊窘涩疼，五淋栀苓归芍芩，
甘草再加生地泽，车前滑石木通寻。

激经胎漏尿血总括

妊娠经来名激经，胎漏下血腹不疼，
若是伤胎腹必痛，尿血漏血要分明。

激经胎漏尿血证治

阿胶汤　黄芪汤　银苎酒　加味四物汤

激经无病不须治，子大能食经自停。
胎漏下血多因热，四物阿胶栀侧芩。
或下黄汁豆汁样，黄芪糯米苎根银。
若是尿血膀胱热，四物血余共茅根。

胎不安小产堕胎总括

气血充实胎自安,冲任虚弱损胎原,
暴怒房劳伤肝肾,疾病相干跌扑颠。
五月成形名小产,未成形象堕胎言。
无故至期数小产,须慎胎为欲火煎。

胎不安小产堕胎证治

**加味圣愈汤　加味佛手散　十圣散
加味川芎汤　益母丸**

胎伤腹痛血未下,圣愈汤加杜续砂。
下血腹痛佛手散,胶艾杜续术苓加。
十全续缩减苓桂,因病伤胎十圣夸。
跌仆川芎调益母,怒劳逍遥地黄佳。

堕胎下血不止血瘀不出证治

独参汤　回生丹

堕胎暴下血不止,面黄唇白独参汤,
恶血不出凝胀痛,回生益母酌相当。

子死腹中总括

子死腹中须急下，舌青腹痛冷如冰，
时久口中秽气出，寒热峻缓详斟平。

子死腹中证治

佛手散　平胃散加芒硝方

下胎缓剂佛手散，峻剂平胃加芒硝。
宜热宜寒须细审，产妇虚实莫涸浠。

辨子母存亡

妊娠一切垂危候，母子存亡可预推，
面赤舌青必子死，面青舌赤母命危，
面舌俱青口吐沫，子母俱亡二命亏。

胎兼癥瘕

妊娠有病当攻下，衰其大半而止之。
经云有故而无殒，与病适当又何疑。

胎不长证治

八珍汤　六君子汤

胎萎不长失滋养,气血不足宜八珍,
脾虚胃弱六君子,谷化精微气血生。

子喑证治

子喑声哑细无音,非谓绝然无语声,
九月胎盛阻其脉,分娩之后自然通。

子啼腹内钟鸣证治

黄连煎

腹内钟鸣与儿哭,子啼之证出偶然,
空房鼠穴土能治,黄连煎汤亦可捐。

脏躁证治

甘麦大枣汤

脏躁无故自悲伤,象若神灵大枣汤,
甘草小麦与大枣,方出《金匮》效非常。

鬼胎总括

邪思情感鬼胎生,腹大如同怀子形,
岂缘鬼神能交接,自身血气结而成。

肠覃石瘕证治

香棱丸

肠覃石瘕气血分,寒客肠外客子门,
二证俱如怀子状,辨在经行经不行。
石瘕吴萸汤最效,肠覃香棱丸若神,
丁木茴香川楝子,青皮广茂与三棱。

胎前母子盛衰

母盛子衰胎前病,母衰子盛产后殃,
子母平和无衰盛,坦然分娩不须忙。
胎前有余详不足,产后不足审有余。
产后惟多亏损病,胎前子母盛衰知。

生育门

临产

妊娠临产要安详,腹内虽疼切莫慌,
舒身仰卧容胎转,静待生时不用忙。

产室

产室寒温要适时,严寒酷热总非宜,
夏要清凉冬要暖,病者医人俱要知。

择收生婆

临产稳婆须预择,老成历练又精明,
无故莫教使手法,宽心宁耐待时生。

惊生

人语喧哗产母惊,心虚气怯号惊生,
急须止静休嘈杂,产母心安胎自宁。

试胎弄胎

月数未足腹中痛,痛定如常名试胎。
临月腹痛腰不痛,或作或止名弄胎。
二者均非正产候,但须宁静莫疑猜。

坐草

坐草须知要及时,儿身未顺且迟迟。
若教产母用力早,逼胎不正悔难追。

临盆

儿身转顺顶当门,胞浆已破腹腰疼,
中指跳动谷道挺,临盆用力送儿生。

交骨不开

交骨不开须细审,或因不足或初胎。
总宜开骨通阴气,佛手龟板妇发灰。
若因不足加参妙,一服能令骨立开。

盘肠生

盘肠未产肠先出,已产婴儿肠不收,

顶贴蓖麻服升补,肠干润以奶酥油。

难产

难产之由不一端,胎前安逸过贪眠,
惊恐气怯用力早,胞破血壅血浆干。

产后门

胞衣不下证治

胞衣不下因初产,用力劳乏风冷凝,
下血过多产路涩,血入胞衣腹胀疼。
急服夺命没竭散,勿使冲心喘满生。
谕令稳婆随胎取,休惊产母莫教闻。

产门不闭证治

产门不闭由不足,初产因伤必肿疼,
不足十全大补治,甘草汤洗肿伤平。

血晕证治

清魂散

产后血晕恶露少,面唇色赤是停瘀。
恶露去多唇面白,乃属血脱不须疑。
虚用清魂荆芥穗,人参芎草泽兰随,
腹痛停瘀佛手散,醋漆熏法总相宜。

恶露不下证治

恶露不下是何因?风冷气滞血瘀凝,
若还不下因无血,面色黄白不胀疼。
风冷血凝失笑散,去多圣愈补而行。

恶露不绝证治

恶露不绝伤任冲,不固时时淋漓行,
或因虚损血不摄,或因瘀血腹中停。
审色污淡臭腥秽,虚补实攻要辨明,
虚用十全加胶续,瘀宜佛手补而行。

头疼证治

产后头疼面黄白,无表无里血虚疼,

恶露不行兼腹痛，必因瘀血上攻冲，
逐瘀芎归汤最效，虚用八珍加蔓荆。

心胃痛证治

大岩蜜汤

心痛厥逆爪青白，寒凝大岩蜜温行，
四物去芎加独活，姜桂苓黄草远辛。
因食恶食多呕吐，曲麦香砂入二陈，
大便燥结小便赤，兼热饮冷玉烛攻。

腹痛证治

香桂散

去血过多血虚痛，去少壅瘀有余疼，
伤食恶食多胀闷，寒入胞中见冷形。
血虚当归建中治，瘀壅失笑有奇功，
伤食异功加楂曲，胞寒香桂桂归芎。

少腹痛证治

延胡索散

少腹痛微名儿枕，硬痛尿利血瘀疼，

尿涩淋痛蓄水证，红肿须防痈疝癃。
儿枕瘀血延胡散，归芍蒲桂琥珀红。
蓄水须用五苓散，痈疝吴萸温散行。

胁痛证治

胁痛瘀滞犯肝经，左血右气要分明，
血用延胡散可治，气宜四君加柴青。
去血过多属虚痛，八珍加桂补其荣。

腰痛证治

腰疼下注两股痛，风冷停瘀滞在经，
佛手散加独活桂，续断牛膝桑寄生。
血多三阴伤气血，地黄桂附续杜寻。

遍身疼痛证治

趁痛散

产后身疼荣不足，若因客感表先形。
趁痛散用归芪术，牛膝甘独薤桂心。
血瘀面唇多紫胀，四物秦艽桃没红。

腹中块痛证治

产后积血块冲疼,多因新产冷风乘。
急服延胡散可逐,日久不散血瘕成。
更有寒疝亦作痛,吴萸温散不须攻。

筋挛证治

产后筋挛鸡爪风,血亏液损复乘风。
无汗养荣兼散邪,四物柴瓜桂钩藤。
有汗八珍加桂枝,黄芪阿胶大补荣。

伤食呕吐证治

产后伤食心下闷,恶食嘈杂吞吐酸,
六君楂曲香砂共,呕逆痰涎二陈煎。

呃逆证治

丁香豆蔻散　茹橘饮

产后呃逆胃虚寒,丁香白蔻伏龙肝,
桃仁吴萸汤冲服,不应急将参附添。
热渴面红小便赤,竹茹干柿橘红煎。

气喘证治

二味参苏饮

产后气喘为危候,血脱气散参附煎。
败血上攻面紫黑,二味参苏夺命痊。

浮肿证治

枳术汤　小调中汤

产后肿分气水血,轻浮胀满气之形,
水肿喘嗽小便涩,皮如熟李血之情。
气肿枳术汤最效,水肿茯苓导水灵,
血肿调中归芍术,茯陈煎冲小调经。
归芍珀麝辛桂没,理气调荣瘀血行。

发热总括

产后发热不一端,内伤饮食外风寒,
瘀血血虚与劳力,三朝蒸乳亦当然,
阴虚血脱阳外散,攻补温凉细细参。

发热证治

加味四物汤　加味异功散　生化汤

产后发热多血伤，大法四物加炮姜。
头疼恶寒外感热，四物柴胡葱白良。
呕吐胀闷伤食气，异功楂曲厚朴姜。
脾不化食六君子，瘀血腹痛生化汤，
当归川芎丹参共，桃仁红花炮干姜。

十全大补汤　八珍汤　当归补血汤
参附煎

劳力发热用十全，气血两虚八珍痊，
血脱躁热补血效，虚阳外越参附煎。

寒热总括

寒热往来递更换，乍寒乍热时热寒，
寒热似疟按时发，壮热憎寒热畏寒。
往来寒热阴阳格，时热时寒荣卫乖，
寒热似疟瘀兼食，壮热憎寒带表推。

寒热证治

往来寒热阴阳格,柴胡四物各半汤。
荣卫不和乍寒热,归芍芎参甘草姜。
寒热似疟瘀兼食,生化柴胡楂曲良。
憎寒壮热更生散,归地芎参荆穗姜。

自汗头汗总括

产后阴虚阳气盛,微微自汗却无妨。
头汗阴虚阳上越,周身大汗是亡阳。

自汗头汗证治

当归六黄汤　黄芪汤

虚热上蒸头汗出,治用当归六黄汤,
黄芩连柏炒黑用,归芪生熟二地黄。
自汗黄芪汤牡蛎,芪术苓甘麦地防,
大汗不止阳外脱,大剂参附可回阳。

中风证治

产后中风惟大补,火气风痰末治之,
十全大补为主剂,临证详参佐使宜。

痉病证治

加味八珍汤

新产血虚多汗出,易中风邪痉病成,
口噤项强身反折,八珍芪附桂防风。
摇头气促寒不止,两手撮空莫望生。

瘛疭抽搐证治

加味八珍汤

阴血去多阳气炽,筋无所养致抽搐,
发热恶寒烦又渴,八珍丹地钩藤钩。
抽搐无力戴眼折,大汗不止命将休。

不语证治

加味八珍汤　星连二陈汤　七珍散

产后不语分虚实,痰热乘心败血冲,
气血两虚神郁冒,实少虚多要辨明。
虚用八珍藤菖志,痰热星连入二陈。
败血冲心七珍散,芎地辛防朱蒲参。

惊悸恍惚证治

茯神散　加味归脾汤

产后血虚心气弱，惊悸恍惚不安宁。
养心须用茯神散，参芪地芍桂茯神，
琥珀龙齿归牛膝，忧思归脾砂齿灵。

妄言见鬼发狂证治

妙香散

产后谵狂见鬼神，败血冲心小调经，
心虚闷乱妙香散，二茯参芪远志辰，
甘桔木麝山药末，归地煎调效若神。

虚烦证治

人参当归汤

产后血虚烦短气，人参当归汤最良，
参麦归芍熟地桂，瘀血冲心失笑方。
去血过多烦躁甚，须用当归补血汤。

发渴证治

参麦饮　加味四物汤　竹叶归芪汤

气虚津短参麦饮，血虚四物粉麦煎。
渴甚竹叶归芪效，参术归芪竹叶甘。

咳嗽证治

旋覆花汤　麦味地黄汤　加味佛手散

产后咳嗽感风寒，旋覆花汤荆穗前，
麻杏半苓赤芍药，五味甘草枣姜煎。
虚火上炎冲肺嗽，麦味六黄滋化源。
瘀血入肺佛手散，加入桃红杏贝延。

衄血证治

人参泽兰叶汤

产后口鼻黑而衄，胃绝肺败药难医，
参兰丹膝生熟地，童便多冲冀万一。

痢证总括

产后痢名产子痢，饮食生冷暑寒干。
里急后重有余病，日久滑脱不足看，
赤黄稠黏多是热，清彻鸭溏定属寒。
寒热温清调补涩，虚实新久要详参。

痢疾证治

槐连四物汤　芍药汤　真人养脏汤

热痢槐连四物效，冷热有余芍药汤，
芍药芩连归木草，枳桂坠槟痛大黄。
虚寒滑脱参术桂，芍药诃蔻广木香，
甘草粟壳名养脏，日久十全大补良。

人参败毒散　香连丸　加味四物汤

有表痢用败毒散，羌独枳梗共柴前，
参苓芎草姜葱引；暑湿成痢用香连；
血渗大肠成血痢，四物胶榆余鲫添。

疟疾

加味生化汤　加味二陈汤　藿香正气汤

产后疟多因瘀血，荣卫不和热又寒，
生化汤中加柴甲，痰食二陈楂朴添。
外感不正正气散，陈半苓术苏朴甘，
腹皮桔梗藿香芷，引加姜枣一同煎。

蓐劳虚羸总括

产后失调气血弱，风寒外客内停瘀，
饮食过伤兼劳怒，不足之中挟有余。
寒热往来脐腹痛，懒食多眠头晕迷，
骨蒸盗汗痰嗽喘，面黄肌瘦力难支，
蓐劳先须调脾胃，后调荣卫补其虚。

蓐劳虚羸证治

三合散

扶脾益胃六君子，谷化精微气血强，
能食渐觉精神爽，调卫和荣三合良。

八珍去术小柴共,随证加减效非常。
病退虚羸补气血,八珍十补养荣方。

血崩

加味十全大补汤　加味逍遥散

产后亡血更血崩,血脱气陷病非轻。
十全大补胶升续,枣仁山萸姜炭寻。
若因暴怒伤肝气,逍遥栀地白茅根。
瘀停少腹多胀痛,佛手失笑效如神。

大便秘结

产后去血亡津液,胃燥肠枯大便难,
饮食如常无所苦,不须妄下损真元,
量其虚实通利导,血旺津回听自然。

小便淋闭

加味四物汤

产后淋闭腹胀痛,热邪挟血渗胞中,
四物蒲瞿桃仁膝,滑石甘草木香通。

小便频数不禁淋沥

黄芪当归散　加味地黄汤

产后小便数且白，肾虚不固自遗尿。
因产伤胞多淋沥，频数补中益气宜；
胞伤黄芪当归治，参芪术芍草当归；
不禁六味加桂附，益智螵蛸补骨脂。

大便出血

加味芩连四物汤

产后便血大肠热，四物芩连酒炒黑，
地榆阿胶荆穗炒，蜜制升麻棕榈灰。
脾虚不摄归脾效，气虚下陷补中宜。

败血成痈

加味生化汤

荣气不从逆肉理，败血留内发痈疽。
只用生化加连翘，银花甘草乳没宜；
切勿败毒施过剂，致令溃腐必难医。

产后虚实宜审

震亨产后惟大补,从正莫作不足看,
二说须合形证脉,攻补虚实仔细参。

乳证门

乳汁不行证治

加味四物汤

产后血虚乳汁少,四物花粉不留行,
木通猪蹄汤熬服,葱白煎汤乳房淋。

涌泉散

气脉壅塞乳胀痛,涌泉散用白丁香,
王不留行天花粉,漏芦僵蚕猪蹄汤。

乳汁自涌证治

免怀散　麦芽煎

产后乳汁暴涌出，十全大补倍参芪。
食少乳多欲回乳，免怀红花归芎膝。
无儿食乳乳欲断，炒麦芽汤频服宜。

乳证总括

乳房忽然红肿痛，往来寒热乳痈成。
乳被儿吹因结核，坚硬不通吹乳名。
初起结核不肿痛，年深内溃乳岩凶。
乳头生疮名妒乳，细长垂痛乳悬称。

乳痈证治

消毒饮

乳痈初起消毒饮，青芷归柴浙贝蚕，
花粉银花甘草节，寒热荆防羌独添，
脓成皂刺穿山甲，溃后益气养荣煎。

吹乳证治

瓜蒌散　外敷法

吹乳结核瓜蒌散，乳没归甘用酒熬，
更加皂刺名立效，已成脓溃未成消。
外敷星夏蚕芷刺，草乌为末蜜葱调。

乳岩证治

十六味流气饮　青皮甘草散

乳岩郁怒损肝脾，流气饮归芍参芪，
芎防苏芷枳桔草，槟榔乌朴桂通随。
外熨木香生地饼，青皮甘草服无时。
溃后不愈须培补，十全八珍或归脾。

妒乳乳悬证治

鹿角散　连翘散

妒乳甘草鹿角散，鸡子黄调炙敷之，
连翘散防升元芍，敛射硝黄甘杏宜。
瘀血上攻乳悬证，芎归汤饮更熏鼻；
不应蓖麻贴顶上，乳收即去莫迟迟。

前阴诸证门

阴肿证治

龙胆泻肝汤　熏洗法　腾熨法

妇人㿗疝两拗痛，玉门肿胀坠而疼。
湿热龙胆泻肝治，导赤车前泽泻芩，
当归栀子龙胆草。气虚下陷补中升，
艾防大戟熬汤洗，枳实陈皮炒热腾。

阴痛证治

加味逍遥散　乳香四物敷法

阴中痛名小户嫁，痛极手足不能舒。
内服加味逍遥散，四物乳香捣饼敷。

阴痒证治

桃仁雄黄膏

湿热生虫阴户痒，内服逍遥龙胆方，

桃仁膏合雄黄末，鸡肝切片纳中央。

阴挺证治

蛇床洗法　藜芦敷法

阴挺下脱即癫疝，突物如蛇或如菌。
湿热肿痛溺赤数，气虚重坠便长清。
气虚补中青栀入，湿热龙胆泻肝寻。
外熬蛇床乌梅洗，猪油藜芦敷自升。

阴疮证治

加味四物汤

䘌蚀成疮脓水淋，时疼时痒若虫行，
少腹胀闷溺赤涩，食少体倦晡热蒸。
四物柴栀丹胆草，溃腐逍遥坠补中。

阴痔证治

乌头熏法

阴中突肉名阴痔，或名茄子疾俗称。
黄水易治白难治，乌头存性醋熬熏。
内服逍遥与龙胆，补中归脾酌量行。

阴冷证治

温中坐药

阴冷风寒客子脏,桂附地黄丸最宜。
远志干姜蛇床子,吴茱为末裹纳之。

阴吹证治

膏发煎

胃气下泄阴吹喧,《金匮》方用膏发煎,
猪膏乱发同煎服,导从溺去法通元。
气虚下陷大补治,升提下陷升柴添。

交接出血证治

加味归脾汤　桂心釜墨散

交接出血伤心脾,伏龙肝末入归脾。
《千金》桂心釜底墨,酒服方寸匕相宜。

杂证门

热入血室

加味小柴胡汤

热入血室经适断,邪热乘虚血室潜,
寒热有时如疟状,小柴胡加归地丹。
热入血室经适来,昼日明了夜谵妄,
无犯胃气上二焦,热随血去自无恙。

刺期门法　清热行血汤

热入血室成结胸,下血谵语头汗出。
二者皆当刺期门,随其实取泄而去。
清热行血桃红丹,灵脂地草穿山赤。

血分水分总括

经水先闭后病肿,任冲寒湿血壅经。
先发水肿后经闭,水溢皮肤泛滥行。
血分难医水易治,二者详参要辨明。

血分证治

加味小调经散

血分血壅不能行,四肢浮肿病非轻,
但使经通肿自散,红丹膝入小调经。

水分证治

先肿后闭名水分,停饮膀胱气不行,
水消肿退经自至,茯苓导水效通神。

梦与鬼交证治

加味归脾汤

独笑独悲畏见人,神虚夜梦鬼邪侵。
归脾汤调辰砂珀,定志清心魂魄宁。

梅核气证治

半夏厚朴汤

妇人咽中如炙脔,或如梅核结咽间,
半夏厚朴汤最效,半朴苏茯姜引煎。

血风疮证治

加味逍遥散

遍身痦瘟如丹毒,痒痛无时搔作疮,
血风风湿兼血燥,加味逍遥连地方。
愈后白屑肌肤强,血虚不润养荣汤。

臁疮证治

桂附地黄丸

忧思郁怒肝脾损,湿热生疮长两臁,
外属三阳为易治,内属三阴治每难。
初起红肿败毒散,脓水淋漓补中煎,
晡热阴虚宜六味,食少畏寒桂附丸。

足跟痛证治

督脉发源肾经过,三阴虚热足跟疼。
六味地黄滋真水,肿溃流脓用八珍。

第四部分
儿科心法要诀

儿科四诊总括

儿科自古最为难，毫厘之差千里愆。
气血未充难据脉，神识未发不知言。
惟凭面色识因病，再向三关诊热寒，
听声审病兼切脉，表里虚实随证参。

察色

欲识小儿百病原，先从面部色详观，
五部五色应五脏，诚中形外理昭然。
额心颏肾鼻脾位，右腮属肺左属肝，
青肝赤心黄脾色，白为肺色黑肾颜。
青主惊风赤火热，黄伤脾食白虚寒，
黑色主痛多恶候，明显浊晦轻重参。
部色相生为病顺，部色相克病多难，
相生实者邪助病，相克虚者正难堪。
天庭青暗惊风至，红主内热黑难痊，
太阳青惊人耳恶，印堂青色惊泻缠。

风气青惊紫吐逆,两眉青吉红热烦,
鼻赤脾热黑则死,唇赤脾热白脾寒。
左腮赤色肝经热,右腮发赤肺热痰,
承浆青惊黄呕吐,黑主抽搐病缠绵。
此是察色之大要,还将脉证一同参。

听声

诊儿之法听五声,聆音察理始能明,
五声相应五脏病,五声不和五脏情。
心病声急多言笑,肺病声悲音不清,
肝病声呼多狂叫,脾病声歌音颤轻,
肾病声呻长且细,五音昭著证分明。
啼而不哭知腹痛,哭而不啼将作惊。
嗞煎不安心烦热,嗄声声重感寒风。
有余声雄多壮厉,不足声短怯而轻。
多言体热阳腑证,懒语身冷阴脏形。
狂言焦躁邪热盛,谵语神昏病热凶,
鸭声在喉音不出,直声无泪命将倾。
虚实寒热从声别,闻而知之无遁情。

审病

审儿之病贵详参，要在安烦苦欲间，
能食不食渴不渴，二便调和通秘勘。
发热无汗为表病，内热便硬作里看，
安烦昼夜阴阳证，苦欲冷暖定热寒。
能食不食胃壮弱，渴与不渴胃湿干，
便稠黏秽为滞热，尿清不赤乃寒占。
耳尻肢凉知痘疹，指梢发冷主惊痫，
肚腹热闷乃内热，四肢厥冷是中寒。
眉皱曲啼腹作痛，风来未临耳热缠，
腹痛须按软与硬，喜按不喜虚实参。
欲保赤子诚心辨，对证施方治不难。

切脉

小儿周岁当切脉，位小一指定三关，
浮脉轻取皮肤得，沉脉重取筋骨间。
一息六至平和脉，过则为数减迟传，
滑脉如珠多流利，涩脉滞涩往来艰。
三部无力为虚脉，三部有力作实言，
中取无力为芤脉，微脉微细有无间。

洪脉来盛去无力，数缓时止促结占，
紧脉左右如转索，弦则端直张弓弦。
浮为在表外感病，沉为在里内伤端，
数为在腑属阳热，迟为在脏乃阴寒。
滑痰洪火微怯弱，弦饮结聚促惊痫，
芤主失血涩血少，沉紧腹痛浮感寒。
虚主诸虚不足病，实主诸实有余看，
痘疹欲发脉洪紧，大小不匀中恶勘。
一息三至虚寒极，九至十至热极炎，
一二十一十二死，浮散无根沉伏难。
表里阴阳虚实诊，惟在儿科随证参。

虎口三关部位脉纹形色

初生小儿诊虎口，男从左手女右看，
次指三节风气命，脉纹形色隐隐安。
形见色变知有病，紫属内热红伤寒，
黄主脾病黑中恶，青主惊风白是疳。
风关病轻气关重，命关若见病多难，
大小曲紫伤滞热，曲青人惊走兽占。
赤色水火飞禽扑，黄色雷惊黑阴痫，
长珠伤食流珠热，去蛇吐泻来蛇疳。

弓里感冒外痰热，左斜伤风右斜寒，
针形枪形生痰热，射指射甲命难全。
纹见乙字为抽搐，二曲如钩伤冷传，
三曲如虫伤硬物，水纹咳嗽吐泻环。
积滞曲虫惊鱼骨，形似乱虫有蛔缠，
脉纹形色相参合，医者留神仔细观。

初生门（上）

拭口（附：下胎毒法）

拭口须用胭脂法，秽净方无口病生，
古云未啼先取秽，只缘未察此中情。

甘草法

甘草之法自古称，能解诸毒性味平，
浓煎频令儿吮服，免使胎毒蕴腹中。

黄连法

素禀胎热蕴于中，惟有黄连法最灵，
水浸浓汁滴口内，脐粪胎毒自此清。

朱蜜法

朱蜜镇神利肠胃,清热防惊大有功,
胎热便秘皆堪用,禀赋怯弱慎而行。

豆豉法

怯弱之儿豆豉法,宣发胎毒功最良,
儿生冬月亦宜此,煎取浓汁当乳尝。

断脐

脐带剪下即用烙,男女六寸始合宜,
烙脐灸法防风袭,胡粉封脐为避湿。

浴儿

浴儿之法五枝汤,冬夏寒温适可当,
加猪胆汁去污秽,且滋肌肤免生疮。

藏胎衣法

藏衣新瓶用帛缠,埋筑天德月空边,
向阳高燥宜严密,令儿无疾寿绵绵。

天德月空

正月在丁二月坤,三月居壬四月辛,

五乾六甲七月癸，八艮九丙十乙宫，
十一巽兮庚十二，此是天德牢记心。
月空单月壬共丙，双月俱在甲与庚。

剃头

小儿弥月剃胎头，密室温和适可求，
杏麻薄腻揉头上，胎毒疮疖一切休。

不啼

小儿生下不能啼，俗语名之为草迷，
多因临产难生育，或值严寒气所逼。
气闭不通声不出，奄奄呼吸命须臾，
气闭不通葱鞭背，寒逼急用火熏脐。

鞭背法
小儿初生气不通，奄奄呼吸少啼声，
用葱鞭背轻轻击，须臾声发可回生。

熏脐带法
小儿生下或冒寒，气闭无声啼则难，
油捻熏脐休剪带，暖气入腹自通安。

不乳

儿生能乳本天然，若不吮兮必有缘，
腹中秽恶未下净，或在胎中素禀寒。
秽恶不净一捻效，胎寒不乳匀气先，
若更面青肢冷厥，此是寒虚理中煎。

理中汤

理中人参并干姜，白术甘草共为汤，
胎寒诸疾皆当服，不乳肢冷更堪尝。

眼不开

儿生眼闭不能开，皆因脾热受于胎，
内用地黄汤最妙，熊胆洗目效灵哉。

生地黄汤

目闭不开胎热成，生地黄汤赤芍芎，
当归花粉生地草，水煎速服莫消停。

吐不止

儿吐不止何因生，秽恶停留胃内成，
或缘禀赋胎寒热，或因生时感寒风。

秽恶一捻金散下，外感香苏温散能，
热涎酸黏连陈治，寒吐清沫用理中。

香苏饮

香苏饮用藿香苏，厚朴陈皮枳壳茯，
甘草木香一并入，生姜为引吐能除。

黄连二陈汤

儿生胎热吐频频，医治须当用二陈，
半夏陈皮茯苓草，姜连加入效如神。

不小便

小便不通胎热壅，导赤八正二方从，
外用豆豉贴脐法，须臾小便自能通。

导赤散

方名导赤妙难言，生地木通甘草煎，
引用灯心共竹叶，清热利水便如泉。

八正散

八正散治小便秘，萹蓄瞿麦车前利，
木通滑石赤茯苓，大黄栀子合成剂。

不大便

大便不通名锁肚，皆缘热毒受胎中，
朱蜜捻金俱可用，急呬五心脐下通。

大小便不通

二便俱秘胎热极，木通散与紫霜丸，
行热开结真神妙，口嚼之法悉如前。

木通散

二便闭兮如何医，木通散用甚为奇，
车蓄瞿通苓栀子，滑芩甘草大黄宜。

肛门内合

有因热毒肛门结，或是内合无隙通，
清毒宜服黑白散，脂朣簪通导法精。

噤口

噤口舌上如黍米，吮乳不得啼渐难，
清肝龙胆汤极妙，腹硬便秘紫霜丸。
吐涎牙紧擦牙效，次用辰砂全蝎煎，
病势稍安勿过剂，调和脾胃匀气先。

龙胆汤

噤口龙胆汤极灵,柴胡黄芩草钩藤,
赤芍大黄龙胆草,蜈螂桔梗赤茯苓。

撮口

撮如囊口吮乳难,舌强唇青吐沫痰,
面色赤黄胎热极,四肢厥冷命难全。
痰盛宜用僵蚕散,便秘须进紫霜丸,
惊热龙胆汤极妙,抽搐撮风散自安。

脐湿脐疮

浴儿不慎水浸脐,或因褓袍湿渍之,
脐间淋漓多痛痒,甚则焮肿作疮痍。
脐湿必用渗脐散,疮肿金黄散最宜,
治疗之法须如此,临证施之不可疑。

脐突

婴儿蕴热在腹中,伸引频频卧不宁,
努胀其气冲脐本,虚大光浮脐突成。
速服犀角消毒饮,二豆能消肿赤攻,
最忌寒凉敷脐上,冰凝毒热反成凶。

犀角消毒饮

犀角消毒牛蒡加，甘草荆防金银花，
细研犀角调匀服，脐突能消功最佳。

脐风

断脐不慎起脐风，感受风寒湿水成，
将作驱风散最效，已成兼证要分明。
腹胀便秘黑白散，面白肢寒用理中，
痰涎壅盛僵蚕散，壮热面赤龙胆清。
呕吐多啼益脾治，唇青撮口撮风平，
脐青口噤为不治，一腊逢之命必倾。

驱风散

脐风将作用驱风，苏防陈朴枳香从，
僵蚕钩藤与甘草。生姜加入更通灵。

天钓

天钓邪热积心胸，痰涎壅盛气不通，
瘛疭壮热同惊证，头目仰视若钓形。
九龙控涎医搐掣，牛黄散用善驱风，
瘛疭减参钩藤饮，爪甲青色苏合精。

钩藤饮

天钓须用钩藤饮,瘛疭连连无止歇,
人参羚羊与钩藤,炙草天麻共全蝎。

内钓

内钓肝脏病受寒,粪青潮搐似惊痫,
伛偻腹痛吐涎沫,红丝血点目中缠。
瘛疭甚者钩藤饮,急啼腹痛木香丸,
肢冷甲青唇口黑,养脏温中或保全。

盘肠气痛

盘肠寒搏肠中痛,曲腰不乳蹙双眉,
定痛温中豆蔻散,熨脐外治法堪垂。

初生门(下)

目烂

儿生两目痛难睁,胞边赤烂胎热攻,

内用地黄汤清热，外点真金目即明。

悬痈

腭上肿起号悬痈，皆因胎毒热上冲，
法当刺破盐汤拭，如圣一字掺之灵。

重龈

重龈胎热胃中蓄，牙根肿胀痛难禁，
刺破一字散敷上，继进清胃效如神。

清胃散

清胃散治胃热熏，生地黄连当归身，
丹皮升麻石膏煅，临煎须要入灯心。

鹅口

鹅口白屑满舌口，心脾蕴热本胎原，
清热泻脾搽保命，少迟糜烂治难痊。

清热泻脾散

清热泻脾治鹅口，石膏生地赤苓煎，
芩连栀子合成剂，加入灯心病即安。

吐舌

吐长收缓名吐舌,皆是心经有热成,
面红烦渴溺赤涩,泻心导赤服即宁。

泻心导赤汤

泻心导赤汤最良,心热吐舌即堪尝,
木通生地黄连草,灯心加入服自强。

弄舌

弄舌时时口内摇,心脾热发口唇焦,
烦热舌干大便秘,泻黄导赤并能疗。

泻黄散

弄舌泻黄散最神,藿香叶配山栀仁,
甘草防风石膏煅,临时煎服入灯心。

重舌

舌下肿突似舌形,心脾积热上攻冲,
内服宜以清热饮,外敷凉心功最灵。

清热饮

清热饮内用黄连,生地莲子木通甘,

连翘更加淡竹叶,一同煎服自然安。

木舌

木舌心脾积热成,肿胀木硬证多凶,外用川硝敷舌上,内服泻心导赤灵。

呃乳

呃乳之候非一端,伤乳停痰胃热寒,
热宜和中清热饮,寒用温中止吐煎。
伤乳平胃散最妙,停痰二陈汤可痊,
若是满而自溢者,常须节乳自能安。

和中清热饮

和中清热饮黄连,半夏陈皮茯苓攒,
藿香砂仁合成剂,水煎徐服可安全。

温中止吐汤

温中止吐白豆蔻,茯苓半夏共生姜,
临服沉香汁加入,专治呃乳自寒伤。

平胃散

小儿伤乳多吐呃,平胃调和功可见,
苍陈厚朴甘草偕,加入麦砂姜一片。

枳桔二陈汤

停痰呃乳不能安，枳桔二陈汤最先，
枳桔陈半苓甘草，生姜加入即时痊。

夜啼

夜啼寒热因胎受，须将形色辨分明，
寒属脾经面青白，手腹俱冷曲腰疼。
面赤溺闭属心热，热用导赤寒钩藤，
若无寒热表里证，古法蝉花散最精。

钩藤饮

夜啼之证因脾寒，须服钩藤饮可痊，
芎归神芍苓甘草，木香钩藤红枣煎。

胎黄

儿生遍体色如金，湿热熏蒸胎受深，
法当渗湿兼清热，地黄犀角二方神。

生地黄汤

胎黄须用地黄汤，四物花粉赤苓良，
泽泻猪苓甘草等，菌陈加入水煎尝。

犀角散

胎黄又有犀角散，甘草犀角与茵陈，
升麻胆草生地共，寒水石同瓜蒌根。

胎赤

胎赤胎中受毒热，生后遍体若丹涂，
清热解毒汤极妙，蒋氏化毒功效殊。

清热解毒汤

清热解毒汤堪夸，生地黄连金银花，
薄荷连翘赤芍药，木通甘草灯心加。

赤游风

赤游胎中毒热成，皮肤赤肿遍身行，
头面四肢犹可治，若归心腹命难生。
内服犀角蓝叶散，外用砭法敷神功，
百日之内忌砭血，贴涂二法可安宁。

犀角解毒饮

犀角解毒药最良，牛蒡犀角合荆防，
连翘银花赤芍药，甘草川连生地黄。

初生无皮

儿生无皮有二端，父母梅毒遗染传，
或因未足月生早，无皮赤烂痛难堪。
梅毒换肌消毒散，胎怯当归饮能痊；
外敷清凉鹅黄粉，毒解形完肤自坚。

换肌消毒散

无皮换肌消毒治，四物皂刺土茯苓，
银花连翘草白芷，苦参白鲜共防风。

当归饮

当归饮治儿无皮，面白肢冷服最宜，
首乌鲜皮白蒺藜，甘草四物共参芪。

变蒸

万物春生夏热长，儿生同此变形神。
三十二日为一变，六十四日曰一蒸。
变长百骸生脏腑，蒸增智慧发聪明。
十八五百七十六，变蒸既毕形神成。
变蒸之状身微热，耳尻骨冷无病情。

惊风门

惊风总括

心主惊兮肝主风,心热肝风作急惊,
素虚药峻因成慢,吐泻后起慢脾风。
急惊阳证有实象,慢脾阴证有虚形,
慢惊半阴半阳证,虚实寒热要详明。

惊风八候

惊风八候搐搦掣,颤反引窜视之名。
肘臂伸缩名为搐,十指开合搦状成,
势若相扑谓之掣,颤则头肢动摇铃,
反张身仰头向后,引状两手若开弓,
窜则目直常似怒,视则睹物不转睛。
内外左右分顺逆,须识急慢证皆同。

通关急救法

惊风搐搦神昏愦,痰壅气塞在心胸,

急用通关吹入鼻,无嚏则死有嚏生。

急惊风

急惊触异心惊热,或由风郁火生风,
暴发痰盛或热极,壮热烦急面唇红,
痰壅气促牙关噤,二便秘涩脉数洪。
惊用镇惊风至宝,牛黄攻痰凉膈清,
平治羌活泻青等,化痰导赤共凉惊。

清热镇惊汤

清热镇惊治外惊,柴胡薄荷麦门冬,
栀子黄连龙胆草,茯神钩藤草木通。

凉膈散

凉膈散治膈热盛,栀翘芩薄芒硝黄,
便秘硝黄加倍用,无汗更加羌活防。

羌活散

羌活散风兼清热,羌防川芎薄荷叶,
天麻僵蚕草黄连,柴胡前胡枳壳桔。

清热化痰汤

清热化痰有橘红,麦冬半夏赤茯苓,
黄芩竹茹生甘草,川连枳桔胆南星。

急惊后调理法

急惊之后尚未清，痰热琥珀抱龙灵，
神虚气弱痰兼热，清心涤痰大有功。

清心涤痰汤

清心涤痰汤效灵，补正除邪两收功，
参苓橘半连茹草，枳实菖枣星麦冬。

慢惊风

慢惊多缘禀赋弱，或因药峻损而成。
缓缓搐搦时作止，面白青黄身则温，
昏睡眼合睛或露，脉迟神惨大便青。
气虚夹痰醒脾效，脾虚肝旺缓肝灵。

醒脾汤

气虚夹痰醒脾治，参术天麻白茯苓，
橘半全蝎僵蚕草，木香仓米胆南星。

缓肝理脾汤

肝旺脾虚缓肝汤，桂枝参苓芍术良，
陈皮山药扁豆草，煎服之时入枣姜。

夹热夹痰慢惊

慢惊夹热或夹痰，身热心烦口溢涎，
宜以清心涤痰治，白丸柴芍六君煎。

柴芍六君子汤

脾虚木旺风痰盛，四君人参术草苓，
痰盛陈半因加入，肝风更用柴芍藤。

慢脾风

肝盛脾衰金气弱，金失承制木生风。
每因吐泻伤脾胃，闭目摇头面唇青，
额汗昏睡身肢冷，舌短声哑呕澄清。
温中补脾为主剂，固真理中随证从。

温中补脾汤

慢脾温中补脾汤，参芪白术共干姜，
陈半附苓缩砂桂，白芍甘草共丁香。

固真汤

固真汤治慢脾风，人参白术桂茯苓，
山药黄芪煨甘草，附子浸泡最宜精。

痫证门

痫证总括

小儿痫证类痓惊,发时昏倒搐涎声,
食顷即苏如无病,阴阳惊热痰食风。

阴痫

阴痫属脏肢厥冷,偃卧拘急面白青,
吐沫声微脉沉细,醒脾固真定痫灵。

阳痫

阳痫属腑身热汗,仰卧面赤脉数洪,
噤急啼叫吐涎沫,龙胆泻青与抱龙。

惊痫

惊痫触异惊神气,吐舌急叫面白红,
发作如人将捕状,安神大青镇惊灵。

痰痫

痰痫平素自多痰,发时痰壅在喉间,

气促昏倒吐痰沫,一捻金与滚痰丸。

食痫

食痫食过积中脘,一时痰热使之然,
面黄腹满吐利臭,妙圣滚痰和胃安。

风痫

风痫汗出风袭经,二目青黯面淡红,
十指屈伸如数物,化风羌活牛黄宁。

羌活桂枝汤

羌活桂枝治风痫,疏风泻热妙难言,
羌防麻桂天麻草,大黄煎服自然安。

疳证门

疳证总括

大人为劳小儿疳,乳食伤脾是病原,
甘肥失节生积热,气血津液被熬煎。
初患尿泔午潮热,日久青筋肚大坚,

面色青黄肌肉瘦，皮毛憔悴眼睛眬。

脾疳

脾疳面黄肌消瘦，身热困倦喜睡眠，
心下痞硬满肿胀，卧冷食泥腹痛坚，
头大颈细食懒进，吐泻烦渴便腥黏。
攻积消疳肥儿治，补脾参苓白术先。

消疳理脾汤

消疳理脾用芜荑，三棱莪术青陈皮，
芦荟槟榔使君草，川连胡连麦芽曲。

疳泻

疳疾伤脾因作泻，先清后补为妙诀，
初宜清热和中汤，久泻参苓白术捷。

清热和中汤

疳久泄泻名疳泻，清热和中功甚捷，
白术陈厚赤苓连，神谷使君草泽泻。

疳肿胀

疳疾肿胀面浮光，传化失宜脾肺伤，

气逆喘咳胸膈满,御苑匀气服最良。

御苑匀气散

疳久脾虚肿胀生,御苑匀气有奇功,
桑皮桔梗赤苓草,藿香陈皮合木通。

疳痢

疳疾日久频下痢,多缘肠胃热凝滞,
或赤或白腹窘急,香连导滞为妙剂。

香连导滞汤

疳久下痢名疳痢,香连导滞功最良,
青陈厚朴川连草,楂曲木香槟大黄。

肝疳

肝疳面目爪甲青,眼生眵泪涩难睁,
摇头揉目合面卧,耳流脓水湿疮生。
腹大青筋身羸瘦,燥渴烦急粪带青,
清热柴胡同芦荟,调养逍遥抑肝灵。

柴胡清肝散

柴胡清肝治肝疳,银柴栀子翘胡连,
生地赤芍龙胆草,青皮甘草一同煎。

加味逍遥散

加味逍遥散如神，茯苓白术当归身，
白芍柴胡薄荷草，再加丹皮栀子仁。

抑肝扶脾汤

调理抑肝扶脾汤，参术黄连柴苓良，
青陈白芥龙胆草，山楂神曲甘草尝。

心疳

心疳面赤脉络赤，壮热有汗时烦惊，
咬牙弄舌口燥渴，口舌生疮小便红。
胸膈满闷喜伏卧，懒食干瘦吐利频，
泻心导赤珍珠治，茯神调理可收功。

茯神汤

茯神汤内用茯神，当归甘草共人参，
若是烦热麦冬入，清补兼施功最纯。

疳渴

肥甘积热伤津液，大渴引饮心烦热，
速用清热甘露宜，热减津生渴自歇。

清热甘露饮

耗液伤津成疳渴,清热甘露饮如神,
生地麦冬斛知母,枇杷石膏草茵芩。

肺疳

面白气逆时咳嗽,毛发焦枯皮粟干,
发热憎寒流清涕,鼻颊生疮号肺疳。
疏散生地清肺效,清热甘露饮为先,
肺虚补肺散最妙,随证加减莫迟延。

生地清肺饮

生地清肺用桑皮,生地天冬前桔齐,
苏叶防风黄芩草,当归连翘赤苓宜。

甘露饮

甘露饮治肺火壅,生熟地黄二门冬,
枳桔黄芩枇杷叶,茵陈石斛共煎成。

补肺散

肺虚补肺散通仙,茯苓阿胶糯米攒,
马兜铃配炙甘草,杏仁微炒去皮尖。

肾疳

解颅鹤膝齿行迟,骨瘦如柴面黑黧,
齿龈出血口臭气,足冷腹痛泻哭啼。
肾疳先用金蟾治,九味地黄继进宜,
若逢禀赋气虚弱,调元散进莫迟疑。

调元散

调元散治禀赋弱,参苓白术干山药,
芎归熟地共茯神,黄芪甘草同白芍。

疳热

小儿疳疾身发热,轻重虚实当分别,
初用青蒿饮为宜,日久鳖甲散最捷。

鳖甲青蒿饮

疳疾血虚身发热,鳖甲青蒿药有灵,
银柴鳖蒿草地芍,胡连知母地骨同。

鳖甲散

疳疾日久骨热蒸,鳖甲散治效从容,
参芪鳖甲生熟地,当归白芍地骨同。

脑疳

脑疳多缘受风热,又兼乳哺失调节。
头皮光急生饼疮,头热发焦如穗结,
鼻干心烦腮囟肿,困倦睛暗身汗热。
龙胆龙脑丸甚良,吹鼻龙脑效甚捷。

眼疳

疳热上攻眼疳成,痒涩赤烂胞肿疼,
白睛生翳渐遮满,流泪羞明目不睁。
疏解泻肝散最妙,云翳清热退翳灵,
目久不瘥当补养,逍遥泻肝二方从。

泻肝散

泻肝散治肝热壅,生地当归赤芍芎,
连翘栀子龙胆草,大黄羌活草防风。

清热退翳汤

清热退翳消云翳,栀连木贼芍生地,
羚羊龙胆银柴胡,蝉蜕甘草菊蒺藜。

鼻疳

疳热攻肺成鼻疳,鼻塞赤痒痛难堪,

浸淫溃烂连唇际，咳嗽气促发毛干。
热盛清金化毒效，疳虫蚀鼻化虫丸，
调敷须用鼻疳散，吹鼻蝉壳效通仙。

清金散

清金散治肺壅热，栀子黄芩枇杷叶，
生地花粉翘麦冬，薄荷元参甘草桔。

牙疳

疳成毒热内攻胃，上发龈肉赤烂疼，
口鼻血出牙枯落，穿腮蚀唇命多倾。
攻毒消疳芜荑效，继以芦荟肥儿灵，
外用牙疳散时上，能食堪药始能生。

消疳芜荑汤

芜荑消疳大黄硝，芦荟芜荑二连标，
黄芩雄黄一同入，能清积热牙疳消。

脊疳

积热生虫蚀脊膂，手击其背若鼓鸣，
羸瘦脊骨锯齿状，身热下利烦渴增。
十指皆疮啮爪甲，此名脊疳病热凶，

芦荟丸同金蟾散,急急调治莫从容。

蛔疳

过食腻冷并肥甘,湿热生蛔腹内缠,
时烦多啼时腹痛,口唇色变溢清涎,
腹胀青筋肛湿痒,使君散治莫迟延。
不愈下虫丸极效,蛔退补脾肥儿丸。

无辜疳

无辜疳传有二因,鸟羽污衣着儿身,
或缘乳母病传染。颈项疮核便利脓,
虫蚀脏腑身羸瘦,面黄发热致疳生。
清热宜用柴胡饮,消疳肥儿效如神。

柴胡饮

柴胡饮治无辜疳,赤芍柴胡川黄连,
半夏桔梗夏枯草,龙胆浙贝芩草煎。

丁奚疳

遍身骨露号丁奚,肌肉干涩昼夜啼,
手足枯细面黧黑,项细腹大突出脐,
尻削身软精神倦,骨蒸潮热渴烦急。

化滞五疳消积治,补养人参启脾宜。

哺露疳

乳食不节伤脾胃,羸瘦如柴哺露成,
吐食吐虫多烦渴,头骨开张哺热蒸。
先用集圣消积滞,继用肥儿甚有灵,
若还腹大青筋现,人参丸服莫从容。

吐证门

吐证总括

诸逆上冲成呕吐,乳食伤胃或夹惊,
或因痰饮或虫扰,虚实寒热要分明。

辨呕吐哕证

有物有声谓之呕,有物无声吐证名,
无物有声为哕证,分别医治中病情。

伤乳吐

乳食过饱蓄胃中,乳片不化吐频频,
身热面黄腹膨胀,消乳保和有神功。

伤食吐

过食伤胃腹胀热,恶食口臭吐酸黏,
眼胞虚浮身潮热,须服三棱和胃煎。

和胃汤

和胃汤治呕吐频,陈皮半夏缩砂仁,
苍术厚朴藿香叶,香附甘草山楂神。

夹惊吐

食时触异吐青涎,身热心烦睡不安,
截风观音散极妙,止吐定吐丸可痊。

痰饮吐

痰饮壅盛在胸中,痰因气逆呕吐成,
眩晕面青吐涎饮,香砂二陈六君宁。

香砂六君子汤

香砂六君虚痰吐,藿香缩砂共白术,
人参茯苓及陈皮,半夏甘草同煎服。

虫吐

虫吐胃热或胃寒，色变时疼呕清涎，
寒热当以阴阳辨，化虫加减理中痊。

加减理中汤

加减理中寒吐虫，人参干姜白术从，
川椒乌梅伏虫动，煎成服下即安宁。

虚吐

虚吐多因胃弱成，神倦囟动睡露睛，
自利不渴频呕吐，丁沉四君药最灵。

丁沉四君子汤

胃虚呕吐不思食，丁沉四君治最宜，
参术苓草补其胃，丁香沉香温其脾。

实吐

小儿实吐腹胀满，二便不利痞硬疼，
发渴思凉吐酸臭，三一承气可收功。

三一承气汤

三一承气治实吐，涤滞通塞功最著，

芒硝相配生大黄,枳实甘草同厚朴。

寒吐

朝食暮吐为冷吐,乳食不化不臭酸,
四肢厥冷面唇白,姜橘丁萸理中煎。

热吐

食入即吐因胃热,口渴饮冷吐酸涎,
身热唇红小便赤,加味温胆汤可痊。

加味温胆汤

热吐须用温胆汤,陈皮半夏茯苓良,
麦冬枳实生甘草,竹茹黄连水煎尝。

泻证门

泻证总括

小儿泄泻认须清,伤乳停食冷热惊,
脏寒脾虚飧水泻,分消温补治宜精。

伤乳食泻

乳食过伤泻酸脓，噫臭腹热胀满疼，
口渴恶食溺赤涩，保安平胃奏神功。

中寒泻

过食生冷中寒泻，肠鸣胀痛泄澄清，
面白肢冷懒饮食，理中诃子散堪行。

火泻

火泻内热或伤暑，暴注下迫腹痛疼，
烦渴泻黄小便赤，玉露四苓可收功。

四苓汤

火泻小便不利通，利水除湿用四苓，
茯苓白术猪苓泽，灯心为引共煎成。

惊泻

惊泻因惊成泄泻，夜卧不安昼惕惊，
粪稠若胶带青色，镇惊养脾服通灵。

脐寒泻

剪脐失护受寒冷,粪包青白腹痛鸣,
散寒和气饮极效,温补调中汤最灵。

和气饮

和气饮具温散功,苍术紫苏共防风,
赤苓豆豉藿香叶,陈皮厚朴甘草同。

调中汤

脐寒泻用调中汤,人参白术煨木香,
藿香茯苓同香附,缩砂炙草引煨姜。

脾虚泻

脾虚食后即作泻,腹满不渴少精神,
面黄懒食肌消瘦,参苓白术奏奇勋。

飧泻

清气下陷失健运,完谷不化飧泻名,
补中益气汤升补,久泻肠滑用四神。

补中益气汤

飧泻多因清阳陷,补中益气汤最验,

参芪归术草陈皮,升麻柴胡功无限。

水泻

脾胃湿盛成水泻,懒食溏泻色多黄,
清浊不分溺短涩,胃苓升阳除湿汤。

胃苓汤

湿泻胃苓汤堪行,苍术陈皮厚朴同,
白术茯苓炙甘草,肉桂泽泻共猪苓。

升阳除湿汤

升阳除湿泻不停,苍术陈皮共防风,
神曲麦芽泽甘草,升麻羌活柴猪苓。

感冒门

感冒风寒总括

小儿肌肤最柔脆,偶触风寒病荣卫。
轻为感冒病易瘥,重为伤寒证难退,
夹食夹热或夹惊,疏散和解宜体会。

伤风

肺主皮毛感邪风，发热憎寒头痛疼，
有汗嚏涕脉浮缓，鼻塞声重咳嗽频。
杏苏饮同金沸散，疏风解表莫从容。

杏苏饮
杏苏饮治风伤肺，杏仁紫苏前桔同，
枳壳桑皮黄芩草，麦冬贝母合橘红。

金沸草散
金沸草散微伤风，细辛荆芥半夏同，
旋覆前胡生甘草，生姜红枣赤茯苓。

伤寒

小儿伤寒表感寒，发热无汗而恶寒，
头痛身痛脉浮紧，呕逆烦渴病邪传。
初用羌活热通圣，邪传柴葛大柴煎。

九味羌活汤
伤寒初起羌活汤，苍芷芎细合羌防，
生地芩草姜葱入，便秘之时加大黄。

双解通圣汤

伤寒热盛通圣汤,表里两解麻硝黄,
归芍芎术膏滑桔,栀翘芩薄草荆防。

柴葛解肌汤

柴葛解肌解三阳,葛根柴胡白芷羌,
桔梗石膏芩赤芍,甘草煎服自安康。

大柴胡汤

大柴胡治邪传经,少阳阳明表里通,
柴胡黄芩赤芍药,半夏枳实大黄同。

感冒夹食

内伤饮食感寒风,发热憎寒头痛疼,
恶食嗳臭吐酸物,便秘尿涩腹热膨。
双解藿香正气饮,化滞平胃斟酌行。

藿香正气汤

和解藿香正气汤,苏叶白芷共藿香,
陈半茯苓大腹草,厚朴桔梗引枣姜。

感冒夹热

平素有热感风寒,面赤唇焦口鼻干,

憎寒壮热频饮冷，心烦谵妄便多艰。
泻热先宜用通圣，清热凉膈天水煎。

感冒夹惊

感冒病时触惊异，心惊胆怯睡不安，
身热烦躁面青赤，疏解散与凉惊丸，
和以柴胡温胆剂，宁神定志效通仙。

疏解散

疏解散治感冒惊，羌活苏叶及防风，
枳桔前胡黄连芍，杏仁僵蚕甘草同。

柴胡温胆汤

柴胡温胆感冒惊，病后余邪尚未宁，
柴胡陈半茯苓草，竹茹枳实姜用生。

瘟疫门

瘟疫总括

瘟病伤寒传变同，感寒即病伤寒名，

冬受寒邪春复感，因感而发温病成。
至夏感发为热病，逐户相传乃天行，
四时不正为时气，痧疹瘟瘽要详明。

温病

冬受寒邪不即病，复感春寒发名温，
证同伤寒治双解，呕加生姜半夏均。

风温

风温复感春风发，汗热身重睡鼾眠，
汗少荆防败毒治，汗多桂枝白虎煎。

荆防败毒散

荆防败毒宜时气，风温无汗用之灵，
荆防羌独柴前草，川芎枳桔与茯苓。

桂枝合白虎汤

桂枝汤合白虎汤，壮热多汗服此方，
桂芍石膏知母草，粳米大枣共生姜。

热病

冬受寒邪不即病，至夏复感暑热成，

身不恶寒而多渴，证同温病治亦同。

瘟疫

天行厉气瘟疫病，为病挨门合境同，
皆由邪自口鼻入，故此传染迅如风。
当分表里阴阳毒，因时取治审重轻，
古法皆以攻为急，荆防普济救苦攻。

普济消毒饮

普济消毒清时瘟，芩连陈桔板蓝根，
升柴薄荷翘牛蒡，僵蚕马勃草元参。

瘟痧疹瘰

伤寒疹瘰失汗下，时气初感即其然，
表邪覆郁荣卫分，外泛皮脉瘰疹痧。
痧白疹红如肤粟，瘰红如豆片连连，
红轻赤重黑多死，淡红稀暗是阴瘰。
未透升麻消毒治，热盛三黄石膏煎，
已透消瘰青黛饮，瘰疹表里双解先。

升麻葛根汤合消毒犀角饮

升麻消毒表瘰疹，升葛芍草蒡荆防，

倍加犀角急煎服,表实热盛另有方。

三黄石膏汤

三黄石膏发癍疹,表实热盛有奇功,
连芩栀柏与豆豉,麻黄石膏生用葱。

消癍青黛饮

消癍青黛消毒癍,石知犀角草栀连,
青黛元参柴生地,人参大黄斟酌添。

暑证门

暑证总括

小儿暑病有四证,中暑阳邪伤暑阴,
暑风攻肝抽搐见,暑厥攻心不识人。

中暑

中暑汗出身壮热,头痛大渴烦不宁,
气乏神倦两足冷,加味人参白虎灵。

加味人参白虎汤

加味人参白虎汤,暑热伤气服最良,
参膏知母粳米草,停饮呕水更加苍。

伤暑

伤暑受暑感寒风,无汗热渴面赤红,
干哕恶心腹绞痛,嗜卧懒食肢重疼。
清散二香饮极效,气虚六合汤奏功,
夹食恶食多吐泻,加味香薷法最灵。

二香饮

二香饮治风暑病,苏叶藿香白茯苓,
扁豆厚朴陈半草,腹芷桔连香薷灵。

六合汤

六合虚暑用人参,香薷半夏草砂仁,
木瓜赤苓藿香杏,厚朴扁豆枣姜匀。

加味香薷饮

加味香薷治夹食,香薷厚朴共陈皮,
白扁豆配山楂肉,猪苓甘草炒枳实。

暑风

暑风抽搐似惊风,烦渴汗热便黄红,

先用加味香薷饮，继用玉露散即宁。

加味香薷饮

加味香薷治暑风，香薷黄连扁豆同，
厚朴姜炒羌活入，灯心煎服效从容。

暑厥

暑厥昏眩不知人，气虚挟痰上冲心，
虚者清暑益气治，挟痰益元抱龙均。

清暑益气汤

清暑益气虚受暑，参芪归术草陈皮，
麦味青皮苍术柏，升葛泽泻炒神曲。

霍乱门

霍乱总括

霍乱风寒暑饮成，卒然吐泻腹心疼，
饮暑盛兮湿霍乱，寒胜为干症不轻。

湿霍乱

吐泻不已腹频疼，口渴引饮胸闷膨，
饮盛主以二香饮，暑盛益元散最灵。

干霍乱

欲吐泻之不吐泻，腹中绞痛不能堪，
烦渴大饮甘露饮，肢厥不渴理中煎。

桂苓甘露饮

寒暑凝结霍乱成，桂苓甘露莫从容，
白术茯苓猪泽桂，膏滑寒水石相同。

痢疾门

痢疾总括

痢疾暑湿生冷成，伤气为白伤血红，
后重里急腹窘痛，寒热时痢噤口名。

寒痢

寒伤久痢脏虚寒,肠鸣切痛实难堪,
面唇青白喜饮热,理中养脏效通仙。

真人养脏汤

寒痢须用养脏汤,人参白术广木香,
归芍肉桂炙甘草,粟壳诃子肉果良。

热痢

痢初实热腹窘痛,下痢无度尿短红,
舌赤唇焦喜饮冷,芍药白头香连灵。

当归芍药汤

热痢当归芍药汤,里急后重服最良,
归芍木香芩连桂,大黄甘草共槟榔。

白头翁汤

白头翁汤治热痢,腹中窘痛溺短赤,
连柏秦皮白头翁,煎服之后痢自愈。

时痢

时痢痢疾感时气,发热无汗遍身疼,
热为邪束因作呕,仓廪汤散有奇功。

仓廪汤

时痢须用仓廪汤,参苓独活桔梗良,
前胡川芎炙甘草,枳壳仓米及柴羌。

噤口痢

火毒冲胃成噤口,脉大身热不能食,
舌赤唇红惟饮冷,参连开噤散功奇。

疟疾门

疟疾总括

疟疾夏暑秋寒风,荣卫合邪病始成,
阴阳相并发寒热,日间浅深作分明。

寒疟风疟

先寒后热身无汗,此为寒疟不须评,
先热后寒身有汗,此为风疟须详明。
寒宜麻黄羌活剂,风惟桂枝羌活从。

麻黄羌活汤

麻黄羌活汤医疟,身体无汗寒热增,
麻黄羌活防风草,引姜煎服体安宁。

桂枝羌活汤

桂枝羌活汤,治疟岂寻常,
羌活生甘草,防风桂枝良。

食疟

食疟寒热腹胀膨,面黄恶食闷不通,
轻者须用柴平剂,便硬加味大柴攻。

柴平汤

柴平汤治伤食疟,陈半苍术同厚朴,
黄芩柴胡草人参,姜枣作引为良药。

疟痰疟饮

疟疾痰饮多呕逆,面黄目肿胸膈膨,
痰盛清脾加橘半,饮盛加苍倍入苓。

加减清脾饮

青脾治疟兼痰饮,柴芩半草朴青榔,
苓果气虚参术入,痰盛加橘饮盛苍。

咳嗽门

咳嗽总括

肺病咳嗽有痰声,有声无痰咳之名,
有痰无声谓之嗽,为病寒热食与风。

肺寒咳嗽

肺虚饮冷致咳嗽,面色㿠白痰涕清,
《圣惠》橘皮宜初进,补肺阿胶久嗽灵。

《圣惠》橘皮散

肺虚受寒频咳嗽,橘皮散治效通仙,
参贝苏叶陈皮桔,杏仁微炒去皮尖。

补肺阿胶散

小儿肺寒时时嗽,补肺阿胶效若神,
人参阿胶牛蒡子,杏仁糯米草兜铃。

肺热咳嗽

火嗽面赤咽干燥，痰黄气秽带稠黏，
便软加味泻白散，便硬加味凉膈煎。

加味泻白散

加味泻白治火咳，桑皮地骨甘草合，
贝母麦冬生知母，桔梗黄芩同薄荷。

食积咳嗽

食积生痰热熏蒸，气促痰壅咳嗽频，
便溏曲麦二陈治，便燥苏葶滚痰攻。

曲麦二陈汤

曲麦二陈食积嗽，陈半苓草川黄连，
山楂麦芽神曲炒，瓜蒌枳实一同煎。

风寒咳嗽

风寒咳嗽频嚏涕，鼻塞声重唾痰涎，
疏风参苏金沸散，散寒加味华盖痊。

参苏饮

参苏饮治风寒嗽，苏叶干葛前胡从，

陈皮半夏生甘草,枳壳桔梗配赤苓。

加味华盖散

华盖散治风寒盛,气促胸满咳嗽频,
麻杏苏子前橘草,桑皮桔梗赤茯苓。

喘证门

喘证总括

喘则呼吸气急促,抬肩欠肚哮有声,
实热气粗胸满硬,寒虚痰饮马脾风。

火热喘急

火喘燥渴面唇红,肺胃凉膈白虎清,
泻心宜用导赤散,阴虚知柏地黄灵。

凉膈白虎汤

凉膈白虎肺胃热,栀子连翘薄荷叶,
黄芩大黄朴硝草,知母石膏粳米列。

知柏地黄汤

知柏地黄阴虚热,知母黄柏牡丹皮,

干生地黄并泽泻,茯苓山药共茱萸。

肺虚作喘

虚喘气乏声短涩,洁古黄芪汤效捷,
百合固金化虚痰,《本事》黄芪清虚热。

洁古黄芪汤

洁古黄芪汤,虚喘最为良,
人参黄芪共,甘草地骨桑。

百合固金汤

百合固金虚痰喘,百合二冬二地黄,
当归白芍生甘草,贝母元参桔梗良。

《本事》黄芪汤

《本事》黄芪虚热喘,五味芍药二门冬,
参芪熟地炙甘草,乌梅姜枣白茯苓。

风寒喘急

风寒伤肺气喘急,表热无汗华盖方,
肺虚被邪紫苏饮,无邪气逆降气汤。

紫苏饮子

气虚又被风寒伤,紫苏饮子最相当,
苏叶杏桑陈青半,人参五味草麻黄。

苏子降气汤

气逆喘用降气汤，肺虚无邪服最良，
苏子当归陈半草，前胡厚朴桂沉香。

痰饮喘急

痰饮壅逆因作喘，痰饮苏葶滚痰从，
停饮喘急不得卧，泻饮降逆用苏葶。

马脾风

暴喘传名马脾风，胸高胀满胁作坑，
鼻窍搧动神闷乱，五虎一捻服最灵。

五虎汤

五虎汤治马脾风，麻黄蜜炒杏仁从，
甘草石膏细茶叶，煎服之后喘自宁。

痰证门

痰证总括

痰因津液不四布，阴盛为饮阳盛痰，

稠黏黄色为燥热，清稀色白乃湿寒。

燥痰

燥痰肺燥涩难出，气逆喘咳卧不舒，
面红口干小便赤，清气化痰滚痰孚。

湿痰

湿痰脾湿懒饮食，倦怠嗜卧面色黄，
痰多枳桔二陈剂，饮多桂苓甘术汤。

桂苓甘术汤

桂苓甘术湿痰饮，除湿利饮更扶阳，
茯苓桂枝生甘草，白术土炒引生姜。

疝证门

疝证总括

诸疝厥阴任脉病，外因风寒邪聚凝，
内因湿热为寒郁，证皆牵睾引腹疼。

胎疝多因禀赋病，总审热纵寒痛疼，
血左不移气右动，湿则坠重虚坠轻。

寒疝

寒湿内蓄日已深，复被风冷水气侵，
囊冷硬痛成寒疝，乌头桂枝金茱神。

乌头桂枝汤

乌头桂枝治寒疝，解表温中法最良，
广桂枝同赤芍药，乌头甘草引生姜。

湿热感寒疝

厚味过度生湿热，复触风寒疝气成，
囊纵红肿常刺痛，乌头栀子服即宁。

乌头栀子汤

湿热感寒疝气疼，乌头栀子汤最灵，
栀子乌头姜汁共，顺流水煎病即宁。

胎疝

胎疝多因母过啼，儿生胞硬痛无时，
轻用十味苍柏治，重用金铃川楝宜。

十味苍柏散

十味苍柏治胎疝,青皮川附柏楂苍,
香附益智元胡索,桃仁甘草引茴香。

阴肿

阴囊肿大邪气凝,风痒湿坠热多疼,
疏风五苓导赤散,偏坠守效丸最灵。

疏风五苓散

阴肿疏风五苓散,防风苍术肉桂羌,
猪苓泽泻赤苓术,煎服之时入生姜。

加味五苓散

五苓散内用金铃,白术泽泻与木通,
茴香赤苓橘核配,肉桂槟榔合猪苓。

小肠气

痛引腰脊小肠气,加味香苏温散宜,
上冲心痛失笑散,有形胡芦巴丸医。

加味香苏散

加味香苏散苍术,广陈皮与川楝肉,
甘草苏叶香附同,连须葱白共煎服。

淋证门

淋证总括

诸淋皆缘寒热湿,下移膀胱溲无时,
水道涩滞常作痛,寒热石血随证医。

寒淋

冷气入胞成寒淋,小便闭塞胀难禁,
淋漓不断腹隐痛,五苓倍桂小茴神。

五苓散

五苓治寒淋,白术泽猪苓,
肉桂加倍用,茴香赤茯苓。

热淋

膀胱蓄热淋证成,十味导赤有奇功,
小腹胀满大便结,急服八正莫少停。

十味导赤汤

十味导赤药最灵,生地山栀合木通,
瞿麦滑石淡竹叶,茵陈黄芩草猪苓。

石淋

湿热蓄久石淋成,溲如沙石茎中疼,
轻者须用葵子散,重则八正可相从。

葵子散

葵子散治石淋证,桑皮瞿麦山栀仁,
赤苓木通车前子,甘草葵子共和匀。

血淋

血淋心热伤血分,尿血同出茎中疼,
清利须用小蓟饮,茎中痛甚五淋从。

小蓟饮子

小蓟饮子治淋血,通草滑石淡竹叶,
当归小蓟山栀甘,生地蒲黄合藕节。

五淋散

五淋血淋茎中疼,归芍葶苈芩木通,

栀子车前淡竹叶，滑石葵子草赤苓。

头痛门

头痛总括

小儿头痛分表里，里属内热表寒风，
风寒外闭须疏散，内热熏蒸以清攻。

风寒头痛

风寒头痛属太阳，上及巅顶额角傍，
恶寒无汗身发热，加味清空自堪尝。

清空膏

风热上攻头疼痛，加味清空膏最良，
羌防柴芎芩连草，痛甚加辛便秘黄。

内热头痛

内热头痛属阳明，鼻干目痛齿颊疼，
清热加味茶调治，便秘加入大黄攻。

加味茶调散

加味茶调治头疼，胃经积热上攻冲，
荆穗薄荷芩茶叶，石膏生用芷川芎。

腹痛门

腹痛总括

小儿腹痛有四因，食寒虫动痛相侵，
停食感寒相兼痛，临证医治要详分。

食痛

食痛伤食心胃痛，食入即痛喜饮凉，
恶食腹满吐便秘，承气平胃酌量尝。

小承气汤

小承气汤治腹痛，腹硬烦渴便不通，
枳实厚朴大黄共，煎服便利立时松。

香砂平胃散

香砂平胃伤食痛，下后仍痛用此和，
苍陈朴草缩香附，山楂曲麦枳壳芍。

寒痛

寒痛中虚脾受寒,尿爪俱白面青看,
喜热腹满或下利,理中肢厥加附煎。

虫痛

虫痛不安腹因痛,面色乍青乍赤白,
时痛时止吐清涎,安虫理中治最合。

内食外寒腹痛

内伤乳食外感寒,发热恶寒腹痛兼,
恶食呕吐多啼叫,藿香和中可急煎。

藿香和中汤

藿香和中治腹疼,内伤食滞外寒风,
藿砂羌苍陈朴草,山楂香附芷苏芎。

黄疸门

黄疸总括

黄疸湿热郁蒸成,遍身皆黄及目睛,

阳黄色亮身多热,阴黄色暗冷如冰。

阳黄

阳黄无汗宜疏散,茵陈麻黄能发汗,
腹满便秘茵陈攻,表里无证茵苓善。

茵陈麻黄汤

儿发阳黄身无汗,茵陈麻黄汤极便,
麻黄茵陈各等分,量儿煎服有奇验。

茵陈蒿汤

里实须用茵陈汤,栀子茵陈生大黄,
灯心为引水煎服,便利黄消体泰康。

茵陈五苓散

茵陈五苓治黄病,利水除湿有奇功,
术苓泽泻猪苓桂,茵陈加入便自清。

阴黄

阴黄多缘转属成,脾湿肾寒两亏生,
温脾茵陈理中治,温肾茵陈四逆灵。

茵陈四逆汤

茵陈四逆汤,附子共干姜,

茵陈炙甘草，黄消病渐康。

水肿门

水肿总括

水肿俱属脾肺经，肺喘脾胀要分明。
上肿属风宜汗散，下肿属湿利水灵。
通身肿者兼汗利，喘则逐饮胀则攻。
再辨阳水与阴水，攻泻温补贵变通。

风水肿

肿在上者因风起，急宜发汗莫从容，
越婢汤中加苍术，汗后全消病即宁。

越婢汤

越婢汤治风水肿，麻黄甘草共石膏，
再加苍术水煎服，能使儿童肿即消。

湿水肿

肿在下者因湿起，急宜利水可安然。
外法贴脐如神妙，内服沉香琥珀丸。

风湿肿

通身皆肿属风湿，外散内利最相宜，
峻攻则用疏凿饮，和剂茯苓导水医。
水上攻肺喘不卧，苏葶定喘最相宜，
水停中州胀急满，舟车神祐量攻之。

疏凿饮

疏凿饮子风湿肿，外发内利陆秦羌，
椒目木通赤小豆，苓皮大腹泽槟榔。

茯苓导水汤

和解茯苓导水汤，紫苏陈皮术木香，
桑皮麦冬赤苓泽，木瓜大腹缩槟榔。

阳水

阳水身热脉沉数，小便赤涩大便难。
热盛烦渴浚川散，湿盛胀满神祐丸。

量儿大小斟酌用,应变而施勿一偏。

阴水

阴水便利不烦热,须服实脾肾气丸。
若服温补俱无验,攻补兼施病始痊。

实脾散

实脾散治阴水肿,草果大腹木瓜香,
厚朴姜附术苓草,虚者仍兼肾气方。

腹胀门

腹胀总括

腹胀脾虚因久病,胃实多由食滞停,
补虚健脾兼理气,攻食消导自然宁。

虚胀

久病脾虚失运健,或因吐泻暴伤脾,
食少即胀精神倦,面黄肌瘦四君宜。

香朴四君子汤

香朴四君治虚胀,参术甘草共茯苓,
香附厚朴宜加入,引姜煎服胀即宁。

实胀

饮食过度内伤胃,停滞腹胀便不通,
潮热烦渴形气壮,平胃承气施治灵。

加味平胃散

加味平胃治实胀,苍术厚朴大腹皮,
甘草陈皮莱菔子,山楂麦芽炒神曲。

发热门

诸热总括

小儿有病多发热,表里虚实宜分别,
观形察色辨因由,审证切脉有妙诀。
表证须汗里下之,虚则宜补实则泻,
平昔体认要精详,方得临时无遗阙。

表热

表热之证因外感,脉浮发热恶风寒,
头痛身疼而无汗,十神通圣表为先。

十神汤

十神汤治表热证,升麻干葛共麻黄,
香附陈皮苏叶芍,芎芷甘草引生姜。

里热

里热之证因内热,遍身蒸热小便红,
面赤唇焦舌燥渴,调胃白虎解毒清。

调胃承气汤

调胃承气治里热,大黄甘草共芒硝,
引用生姜水煎服,大便通利热自消。

白虎汤

胃热白虎汤,知母生用良,
石膏合甘草,粳米共煎尝。

黄连解毒汤

黄连解毒汤,清热效非常,
芩连栀子柏,煎服保安康。

虚热

虚热病后营卫弱,神倦气乏用补中,
呕渴竹叶石膏治,面赤尿白厥白通。

竹叶石膏汤

病后虚热烦渴呕,皆因气弱胃津亡,
竹叶石膏参麦草,半夏粳米共生姜。

白通汤

虚热原于阴格阳,真寒假热白通汤,
散寒姜附葱白茎,厥回热退自然康。

实热

实热积热午潮热,腹胀尿红大便难,
烦渴口疮腮颊赤,凉膈大柴效通仙。

积滞门

积滞总括

小儿养生食与乳,搏节失宜积滞成,

停乳伤食宜分晰,因证调治保安宁。

乳滞

婴儿乳滞睡不安,多啼口热吐惊烦,
肚胀腹热便酸臭,慎攻宜用消乳丸。

食滞

小儿食滞任意餐,头温腹热便脓酸,
嗳气恶食烦作渴,大安承气审宜先。

癖疾门

癖疾总括

癖疾过食肠胃满,浊液外溢被寒凝,
潮热饮冷肌削瘦,腹满硬块面黄青。

癖疾

癖疾潮热渴饮冷,肚大青筋坚硬疼,
内服消癖木香效,外贴红花膏最灵。

汗证门

汗证总括

自汗属阳有虚实,或因胃热或表虚,
睡中盗汗为阴弱,心虚血热随证医。

自汗

表虚自汗玉屏风,甚者桂枝加附从,
里实自汗用白虎,便秘调胃承气攻。

玉屏风散

表气虚弱时自汗,玉屏风治颇相宜,
黄芪防风炒白术,水煎温服不拘时。

桂枝加附子汤

表气虚弱甚,桂枝汤最良,
芍药桂枝草,加附病渐康。

盗汗

心虚盗汗睡多惊,酸枣仁汤服即宁,
心火伤阴必烦热,当归六黄汤奏功。

酸枣仁汤

酸枣仁汤治盗汗,阳不能藏阴本虚,
归芍生地茯苓枣,知柏五味共参芪。

当归六黄汤

当归六黄治盗汗,阳盛伤阴液自流,
生熟二地芩连柏,归芪浮麦汗能收。

失血门

失血总括

阴乘阳热血妄行,血犯气分不归经,
血病及腑渗浊道,伤于脏者溢出清。
热犯阳络上吐衄,热侵阴络下失红,
又有努劳成血病,血止仍嗽势多凶。

衄血

衄血之候鼻干燥,身热不渴苦头疼,
失表分汗麻桂治,内热犀角泻心清。

麻黄汤

伤寒失表营郁热,身体无汗血妄行,
须用麻黄汤调治,桂枝麻黄杏草同。

犀角地黄汤

犀角地黄汤,治衄效非常,
丹皮芍犀地,便秘加大黄。

四物三黄泻心汤

四物三黄泻心汤,热盛吐衄功最良,
芎归生地赤芍药,黄芩黄连川大黄。

吐血

吐血不咳因热逆,若兼咳嗽努劳伤。
内热犀角地黄治,努伤承气四物尝,
劳伤有热鸡苏散,无热须用救肺良。

桃仁承气汤

努伤吐血先破逐,桃仁承气汤妙绝,

桃仁黄硝草桂枝,加入归芍苏红捷。

加味四物汤

努伤吐血须活血,四物为主真妙诀,
再加茅根与蒲黄,丹皮栀草引藕节。

鸡苏散

劳伤有热嗽痰血,鸡苏贝母麦门冬,
桔梗阿胶生地草,黄芪茅根蒲黄同。

加味救肺散

劳伤无热嗽痰血,加味救肺麦门冬,
参芪郁金五味子,归芍贝母草兜铃。

便血

热伤阴络病便血,脏毒血黯肠风红,
须辨腹痛肛肿痛,热盛湿盛要分明。
脏毒初起肿痛甚,大黄皂刺莫稍停,
热盛俱宜槐花散,湿盛平胃地榆灵,
日久脉微气血弱,升阳和血共养荣。

槐花散

脏毒肠风槐花散,黄连枳壳槐柏荆,
脏毒苍术苦楝入,肠风须加芎防风。

平胃地榆汤

便血湿盛腹不痛,须用平胃地榆汤,
苍术陈皮厚朴草,地榆同煎引生姜。

升阳和血汤

下血日久腹中痛,治宜升阳和血汤,
二地二草芪归芍,陈丹秦艽升桂苍。

人参养荣汤

失血日久气血虚,人参养荣汤颇宜,
参芪术苓白芍桂,地黄当归草陈皮。

溺血

溺血多缘精窍病,尿血分出茎或疼,
牛膝四物汤调治,急宜煎服效从容。

牛膝四物煎

小儿溺血精窍病,宜用牛膝四物汤,
牛膝郁金通瞿草,归芎赤芍生地黄。

杂证门

二便秘结

小儿热结二便秘,口渴舌干唇面红,
八正尿秘少腹满,神芎便秘腹胀疼。

气虚脱肛

泻痢日久中气陷,肛松肠薄滑而脱,
面色青黄指梢冷,脉来沉细唇淡白。
补中益气汤升举,真人养脏固滑脱,
外用涩肠散调敷,气升肛涩肠自合。

肛肿翻肛

积热肛肿大便难,努力肛出翻不还,
外用蟠龙散消肿,内宜皂刺大黄煎。

龟胸

肺积痰热病龟胸,胸骨高耸若龟形,

气急喘咳体羸瘦,宽气百合酌量行。

宽气饮

宽气饮治儿龟胸,杏仁桑皮合橘红,
苏子枳壳枇杷叶,甘草葶苈麦门冬。

龟背

龟背坐早被风吹,伛偻背高状如龟,
内服松蕊丹缓治,外用灸法点龟尿。

五软

五软禀赋不足证,头项手足口肉肌,
地黄丸与扶元散,全在后天调养宜。

扶元散

五软扶元散堪尝,参术茯苓熟地黄,
茯神黄芪山药草,归芍川芎及石菖。

五硬

阳气不营成五硬,仰头取气难摇动,
手足强直冷如冰,气壅胸膈牵连痛。
小续命汤最为良,乌药顺气散极应,

若遇肝木乘脾经,加味六君妙无竟。

小续命汤

小续命汤治五硬,人参麻黄川芎共,
黄芩芍药草防风,官桂附子防己杏。

乌药顺气散

乌药顺气五硬轻,麻黄白芷合川芎,
桔梗枳壳僵蚕炒,乌药炮姜草橘红。

加味六君子汤

加味六君虚五硬,人参白术共炮姜,
陈半茯苓炙甘草,升麻柴胡肉桂良。

五迟

小儿禀来气血虚,筋骨软弱步难移,
牙齿不生发疏薄,身坐不稳语言迟。
加味地黄为主治,补中益气继相医,
邪乘心气菖蒲好,血虚发迟巨胜宜。

鹤膝风

小儿禀赋不充盈,肌肉削瘦少峥嵘,
膝骨外露如鹤膝,多缘肾弱髓难生。

血脉不荣筋挛缩，膝贮风涎时作疼，
大防风汤宜先服，地黄继进莫从容。

大防风汤

大防风汤八珍芪，羌防附子杜仲移，
荣筋更有川牛膝，虚风鹤膝最相宜。

解颅

小儿解颅最堪怜，先天有损脑髓干，
面色㿠白形瘦弱，二目多白若愁烦。
补肾地黄丸堪服，补阳扶元散为先，
更有封囟散极效，临时摊贴保安然。

囟陷

小儿缘何囟下陷，泻久脾亏虚弱见，
面目青黄四肢凉，六脉沉缓神惨淡。
补中益气汤最宜，固真汤进有奇验，
外用乌附膏摊贴，温中理脾功无限。

囟填

囟门肿起气上冲，其间虚实要分明，
毛发憔悴频频汗，胸高气促口唇红。

肝盛泻青丸最效,里热连翘饮堪行,
因表防风升麻剂,硬冷属阴用理中。

大连翘饮

连翘饮治热上冲,柴胡荆芥翘木通,
滑石栀子蝉瞿麦,归芍黄芩草防风。

防风升麻汤

防风升麻汤,囟填效非常,
麦冬木通草,山栀升麻防。

中恶

小儿神气未充实,触恶何能自主持,
目闭面青惊闷乱,苏合皂角功效奇。

第五部分
外科心法要诀

外科脉诀

脉部位歌

脉为血脉百骸通,大会之地寸口宗,
掌后高骨名关上,关之前后寸尺名。

脉分主歌

上焦候寸下焦尺,中焦之候属两关。
包络与心左寸应,胆与肝家在左关,
膀胱小肠肾左尺;胸中及肺右寸间,
胃与脾脉右关取,大肠并肾右尺班。

浮沉脉歌

浮沉从肉上下行,皮浮属肺血心经,
筋沉属肝骨沉肾,肌肉为脾候在中。

濡、弱、芤、伏、牢、革诸脉歌

浮沉无力曰濡弱,中取无力芤脉看,
沉极筋骨为伏脉,浮沉极力革牢参。

虚、实、微、散诸脉歌

三部有力曰实脉,三部无力虚脉称;

三部无力而且小,似有如无微脉名;
三部无力而且大,涣漫不收散脉形。

迟、数、缓、疾、结、促、代诸脉歌

三至为迟六至数,四至为缓七至疾,
缓止为结数止促,动止难还代脉识。

滑、涩、弦、紧、洪、细、大、长、短、动诸脉歌

滑脉如珠溜不定,涩脉滞涩往来艰,
弦脉端直细且劲,紧比弦粗劲且弹。
来盛去衰洪脉是,细则如丝大豁然,
长脉迢迢短缩缩,如豆摇摇作动看。

痈见疽脉、疽见痈脉歌

痈脉脉宜洪大数,若逢牢短化脓难。
疽脉最宜沉与弱,浮大且散命归泉。

痈疽伏脉歌

痈疽伏脉理当明,毒闭于经六脉停,
审证无凶宜穿发,气通脉道自然行。

肿疡、溃疡浮脉歌

肿疡浮脉恐多虚,或有风寒在表居。
溃后脉浮气外泻,频加补剂始相宜。

肿疡、溃疡沉迟脉歌

肿疡沉脉多毒闭,溃后多毒在内存。
无力须详毒内陷,迟寒数热更当分。

肿疡、溃疡数脉歌

肿疡数脉宜热毒,数且兼洪欲作脓。
溃后洪大为病进,脓出洪数治无功。

肿疡、溃疡滑脉歌

肿疡滑脉尚为顺,初起有痰治痰宜。
溃后痰多恐气乏,喘生毒陷死之机。

肿疡、溃疡涩脉歌

肿疡涩脉属毒滞,有力为实无力虚。
溃后脉涩为伤血,急补气血莫迟疑。

肿疡、溃疡虚实脉歌

肿疡脉虚宜内托,溃后内虚大补宁。
肿疡脉实宜消散,溃后如实毒未清。

肿疡、溃疡长脉歌

肿疡长脉为有余,消散之方任所施。
溃后得之为气治,条然和畅不须医。

肿疡、溃疡短脉歌

肿疡短脉元气虚,大加补剂始相宜。
溃后脉短为虚甚,补之仍短决死期。

肿疡、溃疡洪脉歌

肿疡洪脉阳热盛,宣热攻毒必有功。
溃后洪脉毒留内,治之不退自然凶。

肿疡、溃疡微脉歌

肿疡微脉为虚候,内托受补始能瘥。
溃后见此虽为顺,微细无神作逆观。

肿疡、溃疡动紧脉歌

肿疡将发脉动紧,乃因毒气外搏经。
溃后见之毒内搏,此为残贼证不轻。

肿疡、溃疡缓脉歌

肿疡脉缓何须药,和缓从容最吉祥。
溃后见之为胃好,便和饮食自然康。

肿疡、溃疡芤弦脉歌

肿疡芤脉血原虚，溃后见芤理所宜。
肿疡弦脉邪作痛，溃后而弦邪病脾。

肿疡、溃疡牢脉歌

肿疡牢脉为邪固，未作脓时脉见牢。
已溃见牢邪难已，结核瘰疬不能消。

肿疡、溃疡濡弱脉歌

肿疡濡弱脉不足，扶虚托里始能痊。
溃后虽为脉病应，但无虚候始得安。

肿疡、溃疡散脉歌

肿疡散脉最可愁，毒盛气散不能收。
溃后见斯亦为逆，急投补固或无忧。

肿疡、溃疡大细脉歌

肿疡脉大为顺候，溃后脉大不相宜。
肿疡溃后脉细小，总主痈疽气血虚。

肿疡、溃疡促脉歌

促脉无分肿溃疡，总为阳结不宜常。
渐退毒散犹可愈，常进不退必然亡。

肿疡、溃疡结代脉歌

肿疡结脉为阴结，急宜温解始能康。
溃后见结阴虚歇，如代之歇定然亡。

痈疽总论歌

痈疽原是火毒生，经络阻膈气血凝。
外因六淫八风感，内因六欲共七情；
饮食起居不内外，负挑扑跌损身形；
膏粱之变营卫过，藜藿之亏气血穷。
疽由筋骨阴分发，肉脉阳分发曰痈。
疡起皮里肉之外，疮发皮肤疖通名。
阳盛焮肿赤痛易，阴盛色黯陷不疼，
半阴半阳不高肿，微痛微焮不甚红。
五善为顺七恶逆，见三见四死生明。
临证色脉须详察，取法温凉补汗攻。
善治伤寒杂证易，能疗痈疽肿毒精。

痈疽阳证歌

阳证初起焮赤痛，根束盘清肿如弓，
七日或疼时或止，二七疮内渐生脓。

痛随脓减精神爽，腐脱生新气血充，
嫩肉如珠颜色美，更兼鲜润若榴红。
自然七恶全无犯，应当五善喜俱逢，
须知此属纯阳证，医药调和自有功。

痈疽阴证歌

阴证初起如粟大，不红不肿疙瘩僵，
木硬不痛不焮热，疮根平大黯无光。
七朝之后不溃腐，陷软无脓结空仓。
疮上生衣如脱甲，孔中结子似含芳。
紫黑脓稀多臭秽，若见七恶定知亡。
须知此属纯阴证，虽有岐黄命不长。

痈疽半阴半阳歌

阴阳相半属险证，阳吉阴凶生死昭。
似阳微痛微焮肿，如阴半硬半肿高。
肿而不溃因脾弱，溃而不敛为脓饶。
五善之证虽兼有，七恶之证不全逃。
若能饮食知味美，二便调和尚可疗。
按法施治应手效，阳长阴消自可调。

痈疽五善歌

　　心善精神爽，言清舌润鲜，
　　不躁不烦渴，寤寐两安然。
　　肝善身轻便，不怒不惊烦，
　　指甲红润色，溲和便不难。
　　脾善唇滋润，知味喜加餐，
　　脓黄稠不秽，大便不稀干。
　　肺善声音响，不喘无嗽痰，
　　皮肤光润泽，呼吸气息安。
　　肾善不午热，口和齿不干，
　　小水清且白，夜卧静如山。

痈疽七恶歌

　　一恶神昏愦，心烦舌燥干，
　　疮色多紫黑，言语自呢喃。
　　二恶身筋强，目睛正视难，
　　疮头流血水，惊悸是伤肝。
　　三恶形消瘦，疮形陷又坚，
　　脓清多臭秽，不食脾败难。
　　四恶皮肤槁，痰多韵不圆，

喘生鼻扇动，肺绝必归泉。
五恶时引饮，咽喉若燎烟，
肾亡容惨黑，囊缩死之原。
六恶身浮肿，肠鸣呕呃繁，
大肠多滑泄，脏腑败之端。
七恶疮倒陷，如剥鳝一般，
时时流污水，四肢厥逆寒。

痈疽顺证歌

顺证初起小渐大，憎寒壮热渐焮疼，
气盛顶尖高肿起，血盛根脚收束红。
阳证二七脓熟溃，阴证廿一脓始成，
已溃腌气无瘀气，腐脱新生饮食增。
疮形虽大终无害，老少壮弱俱成功。

痈疽逆证歌

逆证黍米不知疼，漫肿不热顶塌平，
未老白头坚且硬，舌干烦躁不生脓。
肉肿疮陷猪肝紫，遗尿直视并撮空，
眼神透露精神短，身缩循衣唇吻青，
面若涂脂皮枯槁，唇白腹胀定难生。

已溃内坚皮破烂，腐后心烦脓水清，
新肉不生多臭秽，头低项软憔悴容。
阳病指甲青必绝，阴病颧红命必终。
鼻生烟煤谵妄语，新肉板片泻直倾。
面色土黄耳枯黑，人中抽缩沟坦平。
口张气出无回返，鼻孔相扇随息行。
汗出如珠不易散，血水如肺痰胶凝。
肉绽烂斑神离乱，满面黑气惨天庭。
绵溃内似葡萄嵌，眼眶迷漫黑气浓。
以上无论肿与溃，但逢此证悉属凶。

痈疽辨肿歌

虚漫实高火焮红，寒肿木硬紫黯青，
湿深肉绵浅起疱，风肿宣浮微热疼，
痰肿硬绵不红热，郁结更硬若岩棱，
气肿皮紧而内软，喜消怒长无热红。
瘀血跌扑暴肿热，产后闪挫久瘀经，
木硬不热微红色，将溃色紫已成脓。

痈疽辨痛歌

轻痛肌肉皮肤浅，重痛深在骨筋间，

虚痛饥甚不胀闭,喜人揉按暂时安。
实痛饱甚多胀闭,畏人挨按痛难言。
寒痛喜暖色不变,热痛焮痛遇冷欢。
脓痛鼓长按复起,瘀痛隐隐溃不然。
风痛气痛皆走注,风刺气刺细心看。

痈疽辨脓歌

痈疽未成宜消托,已成当辨有无脓。
按之坚硬无脓象,不热无脓热有脓。
大软应知脓已熟,半软半硬脓未成。
按之即起脓已有,不起无脓气血穷。
深按速起稀黄水,深按缓起坏污脓。
实而痛甚内是血,内是气兮按不疼。
轻按即痛知脓浅,重按方疼深有脓。
薄皮剥起其脓浅,皮不高阜脓必浓。
稠黄白脓宜先出,桃红红水次第行。
肥人脓多瘦人少,反此当究有变凶。
稠黄气实虚稀白,粉浆污水定难生。
汗后脓秽犹可愈,脓出身热治无功。

痈疽辨痒歌

初起作痒因风热,溃后脓沤或冒风。
将敛作痒生新肉,痒若虫行气血充。

痈疽辨晕歌

真晕应知非肿痕,疮旁形状若红筋,
脏腑蕴受锐毒发,三晕可愈五伤身。

痈疽总论治法歌

痈疽疮疡初如粟,麻痒焮痛即大毒。
不论阴阳灸最宜,灸后汤洗膏固护,
内用疏解与宣通,外宜敷药四围束。
轻证神灯照三枝,平塌须急补不足,
高肿不可过于攻,内热毒盛须消毒。
二便秘结宜通利,脏腑宣通方为福。
十日以后疮尚坚,铍针点破最宜先,
半月之后脓若少,药筒拔提脓要黏。
疮已溃烂腐不脱,当腐剪破开其窍,
能令脓管得通流,自然疮头无闭塞。
频将汤洗忌风吹,去腐须当上灵药,

生肌散用将敛时，保养须勤毋怠惰。
切忌脓出投寒凉，冬宜温室夏明窗，
肌肉长平将疮敛，谨慎调理更加详。
新肉如珠皮不敛，若失保养命多亡。

内消治法歌

内消表散有奇功，脉证俱实用最灵，
脉证俱虚宜兼补，发渴便秘贵疏通。
清热解毒活气血，更看部位属何经，
主治随加引经药，毒消肌肉自然平。

内托治法歌

已成不起更无脓，坚硬不赤或不疼，
脓少清稀口不敛，大补气血调卫荣。
佐以祛毒行滞品，寒加温热御寒风，
肿消脓出腐肉脱，新生口敛内托功。

虚实治法歌

痈疽未脓灸最良，药服托里自安康。
发热恶寒身拘紧，无汗表散功最长。
肿硬口干二便秘，下利毒热自然凉。

焮痛热盛烦躁渴，便和清热自吉昌。
内脓不出瘀肉塞，用刀开割法相当。
软漫无脓不腐溃，宜服温补助生阳。
溃后新肉如冻色，倍加温热自吉祥。
大汗亡阳桂枝附，自汗肢厥四逆汤。
脾虚溃后肌消瘦，脓水清稀面白黄。
不眠发热疮口㦿，食少作泻大便溏。
宜服清补助脾剂，投方应证保无妨。

痈疽针法歌

取脓除瘜用铍针，轻重疾徐在一心。
皮薄针深伤好肉，肉厚针浅毒犹存。
肿高且软针四五，坚肿宜针六七分。
肿平肉色全不变，此证当针寸许深。
背腹肋胁生毒患，偏针斜入始全身。
欲大开口针斜出，小开直出法须遵。
气虚先补针宜后，脓出证退效如神。
用在十日半月后，使毒外出不伤人。
又有不宜用针处，瘰瘤冬月与骨筋。

痈疽砭法歌

痈疽肿赤走不定，赤游丹毒红丝疔，
时毒瘀血壅盛证，砭石治法最宜行。
只须刺皮无伤肉，磁锋对患最宜轻，
毒血遇刺皆出尽，肿消红散有奇功。

痈疽灸法歌

痈疽初起七日内，开结拔毒灸最宜。
不痛灸至痛方止，疮疼灸至不疼时。
法以湿纸覆其上，干处先灸不宜迟。
蒜灸黄蜡附子灸，豆豉蛴螬各用之。

麦冬粳米饮

麦冬粳米各等分，能医灸后头项肿，
神昏痰涌作喘声，水煎徐徐功最勇。

痈疽烙法歌

烙针二枚须一样，箸大头圆七寸长。
捻时蘸油烧火上，斜入向软烙斯良。
一烙不透宜再烙，脓水流出始安康。
再用纸捻入烙口，外贴膏药古称强。

此法今时不常用，惟恐患者畏惊惶。
今时多用阳燧锭，代火针烙实奇方。

阳燧锭

阳燧锭灸寒肿疮，朱砂二乌僵硫黄，
火炼加蟾共冰麝，乘热倾出成片良。

神灯照法歌

痈疽轻证七日时，神灯照法最相宜。
未成自消已成溃，即发即腐实称奇。
油浸灼火周围照，初用三根渐加之。
照后敷药贴患上，有脓汤洗不宜迟。

神灯照法方

神灯照法功速急，麝没雄朱血竭宜，
为末纸裹麻油润，火点熏疮火毒离。

桑柴火烘法歌

痈疽初起肿且疼，重若负石不溃脓。
桑柴烘法能解毒，止痛消肿有奇功。
新桑树根劈条用，木枝长有九寸零，
劈如指粗一头燃，吹灭用火患处烘。

片时火尽宜再换,每用三四枝方灵。
每日须烘二三次,肿溃腐脱新肉生。

牛胶蒸法歌

痈疽发背痔漏疮,牛胶蒸法最相当。
熬稠摊纸贴患上,醋煮软布热蒸良。
温易疮痒脓出尽,洗法胶纸贯众汤。

药筒拔法歌

痈疽阴证半月间,不发不溃硬而坚,
重如负石毒脓郁,致生烦躁拔为先。
铍针放孔品字样,脓鲜为顺紫黑难。

煮竹筒方
药水煮筒有奇能,令疮脓出不受疼,
菖苏羌独艾芷草,整葱竹筒水煮浓。

肿疡主治类方

仙方活命饮
仙方活命饮平剂,疮毒痈疽俱可医。
未成即消疼肿去,已成脓化立生肌。

穿山皂刺当归尾，草节金银赤芍宜，
乳没天花防贝芷，陈皮好酒共煎之。

神授卫生汤

神授卫生表里剂，痈疽诸疮恶毒良，
行瘀活血兼消肿，表里疏通实剂方。
皂刺防风羌芷甲，连翘归尾乳沉香，
金银石决天花粉，甘草红花共大黄。

清热消风散

清热消风无表里，痈疽诸毒和解方，
皂刺防风陈翘粉，柴芩芎芍草芷当，
银花苍术红花入，妇女还加香附良。

乳香黄芪散

乳香黄芪治气弱，痈疽诸毒痛难当，
未成即消已成溃，归芍参芪芎地黄，
乳没粟陈甘草节，更医打扑筋骨伤。

内疏黄连汤

内疏黄连泻里热，痈疮毒火阳盛狂，
肿硬发热二便秘，烦躁干呕渴饮凉，
栀翘薄草芩连桔，大黄归芍木槟榔。

回阳三建汤

回阳三建治阴疽，体倦身凉脉细迟，
不肿不疼不红热，坚如顽石硬如皮，
根平软陷无脓腐，参附归芎草茯芪，
枸杞红花与紫草，独陈苍朴木山萸。

竹叶黄芪汤

竹叶黄芪口干渴，清热补正助生津，
参芪膏夏麦冬地，芍草芎归竹叶芩。

内消散

内消散用化诸毒，毒化从尿色变行，
知贝天花乳夏及，穿山角刺共金银。
药渣捣和芙蓉叶，白蜜调敷毒即平。

内固清心散

内固清心防毒攻，内弱毒气入心中，
焮痛热甚兼饮冷，豆粉人参冰片雄，
辰砂白蔻元明粉，茯苓甘草乳香同。

珀琥蜡矾丸

珀琥蜡矾治痈毒，未出脓时平剂佳，
预服护膜能解毒，蜡矾雄珀蜜朱砂。

护心散

护心散治毒内攻，烦躁口干呕逆冲，
豆粉乳香朱共草，二钱调下有神功。

透脓散

透脓散治脓已成，不能溃破剂之平，
用此可代针泻毒，角刺归芪山甲芎。

托里消毒散

托里消毒助气血，补正脱腐肌易生，
皂角银花甘桔芷，芎芪归芍术参苓。

神功内托散

神功内托阴毒证，不肿不高不溃疼，
参附芎归芪术芍，木香山甲草陈苓。

复元通气散

复元通气乳腹痛，便毒兼治耳痛聋；
青陈蒌甲银翘草，一服能教毒气通。

双解贵金丸

双解贵金治诸毒，肿疡初起木硬坚，
大黄白芷为丸服，葱酒煎送汗下痊。

黍米寸金丹

黍米寸金奇效方,痈疽发背服之良。
乳香没药狗鲤胆,蟾砒宝麝白丁香,
蜈蚣黄蜡乌金石,男乳轻雄共粉霜。

麦灵丹

麦灵丹治疗毒疽,鲜蟾酥与活蜘蛛,
定心草共飞罗面,黄菊熬膏相合宜。

保安万灵丹

万灵丹治诸痹病,此药犹能治肿疡,
发表毒邪从汗解,通行经络效非常。
麻黄羌活荆防细,川草乌芎石斛苍,
全蝎当归甘草等,天麻何首共雄黄。

肿疡敷贴类方

如意金黄散

如意金黄敷阳毒,止痛消肿实良方,
南陈苍柏姜黄草,白芷天花朴大黄。

五龙膏

五龙膏用拔脓毒,平剂五龙草银花,

荭草车前俱捣烂，小粉飞盐搅糊搽。

四虎散

四虎散敷阴疽痈，顽肿不痛治之平，
厚似牛皮难溃腐，草乌狼毒夏南星。

真君妙贴散

真君妙贴硫二面，水调顽硬不痛脓，
油调湿烂流血痛，靛汁泡丹酒刺风。

二青散

二青散用敷阳毒，肿痛红热用之消，
黛柏敛薇青露及，芷龙鲜粉大黄硝。

坎宫锭子

坎宫锭子最清凉，热肿诸疮并痔疮，
京墨胡连熊胆麝，儿茶冰片共牛黄。

离宫锭子

离宫锭治诸疔毒，漫肿无头凉水涂，
血竭朱砂为细末，胆矾京墨麝蟾酥。

白锭子

白锭专敷初起毒，痈疽疔肿与痰包，
降丹银黝人中白，寒水白及醋研消。

蝌蚪拔毒散

拔毒散治无名毒，火毒瘟毒俱可施，
寒水硝黄蝌蚪水，浸干药末水调之。

二味拔毒散

二味拔毒消红肿，风湿诸疮痛痒宁，
一切肌肤疥癣疾，雄矾为末用茶清。

回阳玉龙膏

回阳玉龙阴毒证，不热不疼不肿高，
军姜桂芍星乌芷，研末须将热酒调。

冲和膏

冲和发背痈疽毒，冷热相凝此药敷，
行气疏风能活血，紫荆独芷芍菖蒲。

铁桶膏

铁桶膏收毒散大，周围敷上束疮根，
胆矾铜绿及轻粉，五倍明矾麝郁金。

乌龙膏

乌龙膏用治诸毒，赤晕能收治肿疡，
木鳖草乌小粉夏，凉水调敷功效良。

神效千捶膏

千捶膏贴诸疔毒，瘰疬臁疮蟮拱头，
木鳖松香铜乳没，蓖麻巴豆杏仁投。

马齿苋膏

马齿苋膏只一味，杨梅发背服敷之，
顽疮面肿捣汁用，妇女阴疮共黛施，
湿癣白秃如灰末，丹毒蓝根相和宜。

溃疡主治类方

内补黄芪汤

四君参苓白术草，四物芎归芍地黄，
二方双补八珍是，更加芪桂十补汤。
荣去芎加陈远味，内去术加远冬良，
痛甚乳没硬穿皂，溃后诸虚斟酌方。

香砂六君子汤

四君加陈异功散，理中减苓加干姜，
有痰陈半六君子，呕吐砂仁木藿香，
逆加丁沉寒桂附，泻加诃蔻粟滑肠，
咳桔冬味渴加葛，伤食楂曲谷麦良。

三黄四物汤

四物加桂乳没粟,托里定痛功效奇,
圣愈四物参芪入,血虚血热最相宜。
血虚寒热小柴合,惟热加丹地骨皮,
阳火烦热三黄合,阴火骨蒸加柏知。

人参黄芪汤

补中益气加麦味,溃后见证同内伤,
参芪归术升柴草,麦味陈皮引枣姜,
人参黄芪寒湿热,加曲苍柏减柴方。

独参汤

脓水过多元气馁,不生他恙独参宜,
徐徐代饮无穷妙,枣莲元肉共煎之。

温胃饮

温胃饮治寒呃逆,内伤外感胃寒生,
理中加丁沉柿蒂,寒盛吴萸附子宁。

橘皮竹茹汤

橘皮竹茹热呃逆,胃火气逆上冲行,
橘红竹茹姜柿蒂,虚加参补热连清。

胃爱丸

不思饮食宜胃爱,开胃扶脾效若仙,
异功山药苏梗叶,建莲白蔻米糊丸。

清震汤

清震汤治肾家寒,人参益智半夏攒,
泽泻香附陈茯苓,附子甘草柿蒂煎。

二神丸

二神丸治脾肾弱,饮食不化泻黎明,
肉果补脾骨脂肾,生姜煮枣肉丸成。

加味地黄丸

加味地黄劳伤肾,水衰津少渴良方,
山萸山药丹苓泽,肉桂五味熟地黄。

参术膏

参术膏治大脓后,血气双补此方宗,
人参白术同熟地,熬成膏服有奇功。

八仙糕

八仙糕用健脾胃,食少呕泄服之灵,
山药人参粳糯米,蜜糖莲芡白云苓。

洗涤类方

葱归溻肿汤

葱归溻肿洗诸毒,初起将溃用之宜,
洗至热痒斯为度,独芷葱归甘草俱。

艾茸敷法

艾茸敷法治阴疮,黑陷不痛用之良,
石硫雄黄同艾煮,捣成膏敷定能康。

猪蹄汤

猪蹄汤治痈疽毒,已溃流脓用此方,
消肿散风能止痛,芩甘归芍芷蜂羌。

膏药类方

万应膏

万应膏用贴诸毒,发背痈疽对口疮,
川草乌同地鳖及,象皮桂芷芍归羌,
苦参木鳖穿乌药,甘独元参定粉黄。

魏香散

绀珠膏贴痈疽毒,流注顽臁湿痹名,

瘰疬乳痈痰核块，血风头痛及牙疼。
松香化入麻油内，乳没雄黄竭麝轻，
随证更加魏香散，麝香魏竭乳没并。

陀僧膏

陀僧膏贴诸恶疮，流注瘰疬跌扑伤，
陀僧赤芍归乳没，赤脂苦参百草霜，
银黝桐油香油共，血竭儿茶川大黄。

巴膏方

痈疽发背用巴膏，象甲栀茶发竭硇，
枝用桑槐桃柳杏，黄丹搅和共油熬。

亚圣膏

亚圣膏治破烂疮，杨梅结毒贴之良，
象驴鸡鳖蛇蝉蜕，血甲槐榆艾柳桑，
丹蜡麻油匀化后，竭茶乳没蛎灵襄。

绛珠膏

绛珠化腐主生肌，麻肉鸡黄油血余，
丹蜡竭砂轻乳没，儿茶冰麝共珍珠。
研细和匀随证用，乳岩须要入银朱。

绛红膏

绛红膏治毒已成，肿痛难消用最灵，

一味银朱为细末,桐油调和贴之平。

加味太乙膏

太乙膏治诸般毒,一切疮伤俱贴之。
白芷当归赤芍药,元参桂没柳槐枝,
大黄木鳖轻生地,阿魏黄丹乳血余。

白膏药

白膏专贴诸疮毒,巴豆蓖麻浸入油,
活鲫蛤蟆同炸后,再将官粉乳香投。

化腐紫霞膏

化腐紫霞膏穿毒,透脓化腐效如神,
金砒潮脑螺蛳肉,粉竭麻仁巴豆仁。

贝叶膏

贝叶膏治溃烂疮,去腐生肌功效强,
血余麻油煎渣去,下火入蜡化贴良。

碧螺膏

碧螺膏治疥湿疮,猪脂麻油嫩松香,
再入糠青胆矾末,绿纸摊贴效非常。

麻药类方

琼酥散

琼酥散是麻人药,开针不痛用蟾酥,
荜茇闹羊生半夏,胡椒川椒与川乌。

整骨麻药

整骨麻药取箭头,不伤筋骨可无忧,
麻黄姜黄胡茄子,川草乌与闹羊投。

外敷麻药

外敷麻药调烧酒,刀割不痛效最神,
川草乌蟾椒星夏,一加荜茇一加辛。

去腐类方

白降丹 红升丹

白降丹为夺命丹,拔脓化腐立时安,
朱雄汞与硼砂入,还有硝盐白皂矾。
若去硼盐红升是,长肉生肌自不难。

元珠膏

呼脓化腐用元珠,木鳖斑蝥共柳枝,

驴甲草乌油内浸，炸枯巴豆麝香施。

生肌类方

生肌定痛散

生肌定痛治溃烂，肿疼红热实相宜，
石膏飞过辰砂用，共入冰硼细撒之。

轻乳生肌散

轻乳生肌治腐脱，石膏血竭乳轻冰，
若然有水加龙芷，收口须添鸡内金。

姜矾散

姜矾最治诸疮痒，先用盐茶煎洗之，
若是冷疮不收口，干姜一味撒生肌。

腐尽生肌散

腐尽生肌疮不敛，儿茶乳没冰麝香，
血竭三七水加骨，收口珍珠共蟹黄。
或用猪油溶黄蜡，调前七味贴之良，
一用火煨鹿腿骨，为散生肌效甚长。

月白珍珠散

月白珍珠皮不长，并医汤火下疳疮。

青缸轻粉珍珠共，猪髓调搽真妙方，
一用鸡清倾瓦上，晒干为末撒之良。

五色灵药

五色灵药白用盐，黑铅硝汞皂桔矾，
欲成紫色硫黄入，黄者雄黄加五钱，
红去皂盐铅重用，朱砂飞尽必须添。

生肌玉红膏

生肌玉红膏最善，溃烂诸疮搽即收，
归芷蜡轻甘紫草，瓜儿血竭共麻油。

莹珠膏

莹珠膏用治溃疮，定痛生肌功效强，
白蜡猪脂樟冰粉，杨顽乳杖并臁疮。

吕祖一枝梅

吕祖一枝梅验病，定人生死印堂中，
红斑肿起斯为吉，无肿无红命必终。
药用五灵蓖麻子，砂银巴豆麝香雄。

头部

百会疽

百会疽在巅顶结,经属督脉百会穴,
初如粟米渐如钱,甚似葡萄坚似铁。
高肿热实清毒火,平塌阳虚温补怯,
肿连耳项动痰声,七日不溃命必绝。

黄连消毒饮

黄连消毒清毒火,诸般火证服最良。
苏木甘草陈皮桔,芩柏人参藁二防,
知母羌活独活等,连翘黄连生地黄,
黄芪泽泻当归尾,服后最忌饮寒凉。

透脑疽

透脑疽生百会前,形如鸡子痛而坚,
软漫脓稀虚塌陷,红硬脓稠实肿尖。

侵脑疽

侵脑疽生透脑旁，湿火攻发属太阳，
穴名五处知其位，红顺紫逆更审详。

托里透脓汤

托里透脓治痈疽，已成未溃服之宜，
参术甲芷升麻草，当归黄芪刺青皮。

佛顶疽

佛顶疽属督上星，阴阳不调毒热成，
不论虚实皆险证，溃烂黑陷必然凶。

额疽

额疽生额火毒成，左右膀胱正督经，
顶陷焦紫无脓重，高耸根收红肿轻。

勇疽

勇疽眦后太阳穴，胆经怒火伏鼠形，
七日不溃毒攻眼，黄脓为吉黑血凶。

鬓疽

鬓疽三焦胆二经，证由欲怒火凝成，
此经气多而血少，溃腐惟宜少见脓。

柴胡清肝汤

柴胡清肝治怒证，宣血疏通解毒良，
四物生用柴翘蒡，黄芩栀粉草节防。

夭疽　锐毒

夭疽居左锐毒右，经属胆腑生耳后，
谋虑太过郁火成，此处肉薄当急救。

耳后疽

耳后疽生耳折间，三焦风毒胆火炎，
红肿有头焮为顺，黑陷礜痛冷溃难。

耳发

耳发三焦风热成，初椒渐若蜂房形，
赤肿疼痛生轮后，黄脓属吉紫血凶。

耳根毒

耳根毒初痰核形，肿如伏鼠焮赤疼，

三焦风火胆怒气,暴肿溃速非疽痈。

玉枕疽

玉枕疽属督脉经,证由积热风邪乘,
枕骨微上脑户穴,高肿为顺紫陷凶。

脑后发

脑后发生在督经,热结风府粟肿疼,
红活易溃稠脓顺,紫暗难溃血水凶。

脑铄

脑铄项后如横木,精涸毒火上乘生,
黑如灶烟牛唇硬,木痛未腐水流清。
急施桑艾法至痛,火燎刺痛属阳经,
速服仙方活命饮,若见七恶定然凶。

油风

油风毛发干焦脱,皮红光亮痒难堪,
毛孔风袭致伤血,养真海艾砭血痊。

神应养真丹

神应养真治油风,养血消风发复生,

羌归木瓜天麻芍,菟丝熟地与川芎。

海艾汤

海艾汤治油风痒,先熏后洗善消风,
菊藁蔓荆风薄穗,藿香海艾与甘松。

白屑风

白屑风生头与面,燥痒日久白屑见,
肌热风侵成燥化,换肌润肌医此患。

祛风换肌丸

换肌丸治白屑风,燥痒日增若虫行,
风燥血分失润养,叠起白屑落复生。
归芎胡麻苍术膝,菖蒲花粉草威灵,
苦参何首乌为末,煮酒跌丸绿豆形。

润肌膏

润肌膏擦白屑风,肌肤燥痒用更灵,
酥香二油归紫草,炸焦加蜡滤搅凝。

秃疮

秃疮风热化生虫,瘙痒难堪却不疼,
白痂如钱生发内,宜服通圣擦膏灵。

防风通圣散

防风通圣治秃疮,胃经积热致风伤。
连翘栀子麻黄桔,白术归芎滑石防,
黄芩甘草石膏芍,薄荷荆芥并硝黄。
共末酒拌晒干碾,白汤调服发汗良。

肥油膏

肥油膏能治肥疮,散风杀虫长发强,
黄柏苦参白附子,番鳖狼毒杏仁良,
藜芦当归鲤鱼胆,炸焦入蜡实奇方。

踯躅花油方

踯躅花油疗秃疮,驱虫止痒擦之良,
踯躅花根研极烂,菜油炸枯入蜡强。

蝼蛄疖

蝼蛄疖即蟮拱头,势小势大各有由,
胎毒坚小多衣膜,暑热形大功易收。

三品一条枪

神奇三品一条枪,能医坚硬衣膜疮,
雄乳白砒矾生用,研末煅炼搓条良。

败铜散

败铜散治溃风伤,瘙痒破津脂水疮,
化铜旧罐研细末,香油调敷渗湿良。

发际疮

发际疮生发际边,形如黍豆痒疼坚,
顶白肉赤初易治,胖人肌厚最缠绵。

琥珀膏

琥珀膏能治诸疮,活瘀解毒化腐良,
定血轻朱椒蜡珀,麻油熬膏亦疗疡。

头风伤目

头风引目眉棱痛,风火寒痰有四因,
或由杨梅毒攻顶,或因产后被风侵。

羌活冲和汤

冲和头风风伤目,风火寒痰四因生,
日久眉棱酸痛跳,遮睛损目此能清。
防风白芷细辛草,生地苍芩羌活芎,
详在随加引经药,葱姜红枣水煎成。

碧云散

碧云散去头风证,眉棱酸痛更堪医,
鹅不食草辛夷黛,芎细同研不时吸。

面部

颧疡 颧疽

颧疡颧疽渐榴形,风热积热小肠经,
疡起焮红浮肿痛,疽紫漫硬木麻疼。

颧疔

颧疔初起粟米形,证由阳明火毒生,
坚硬顶凹根深固,寒热交作麻痒疼。

面发毒

面发毒在颊车生,初少渐多赤豆形,
肿硬焮疼津黄水,证属风热客阳明。

凉膈散

凉膈散医肺胃热，口渴唇焦便燥结，
芩薄栀翘石膏草，芒硝大黄苦竹叶。

清凉消毒散

清凉消毒去风热，及乳雄黄花粉麝，
乌药慈菇黄柏研，鸡清蜜调毒即灭。

面游风

面游风燥热湿成，面目浮肿痒虫行，
肤起白屑而痒极，破津黄水津血疼。

摩风膏

摩风膏抹游风证，麻黄羌活白檀升，
及防归身香油泡，炸黄去渣加蜡凝。

痄腮

痄腮胃热是其端，初起焮痛热复寒，
高肿焮红风与热，平肿色淡热湿原。

柴胡葛根汤

柴胡葛根发表证，痄腮肿痛或平形，
石膏花粉黄芩草，牛蒡连翘桔梗升。

四顺清凉饮

四顺清凉攻里强，口干便秘痄腮疮，
防风栀子连翘草，归芍灯心羌大黄。

颊疡

颊疡胃经积热生，初如红粟渐榴形，
脓出肿消易敛愈，脓稀难敛漏因成。

犀角升麻汤

犀角升麻医颊疡，色红初起服之良，
黄芩白附生甘草，白芷川芎羌活防。

升阳散火汤

升阳散火过敷寒，牙叉拘急木痛坚，
抚蔓芍防羌独草，参柴香附葛升蚕。

骨槽风

骨槽风火三焦胃，耳前腮颊隐隐疼，
腐溃筋骨仍硬痛，牙关拘急夹邪风。

清胃散

清胃散擦牙肿疼，姜黄白芷细辛芎，
同研先以盐汤漱，后擦此药有奇功。

中和汤

中和汤治骨槽风,日久不消欲溃脓,
芷桔参芪藿桂草,术芎归芍麦门冬。

发颐

发颐肿痛结核般,经属阳明身热寒,
伤寒疹毒汗失表,肿至咽喉调治难。

时毒

时毒初发类伤寒,漫肿无头在项间,
因感四时不正气,治分壮弱疏解痊。

凤眉疽

凤眉疽生两眉棱,形长如瓜漫肿红,
膀胱小肠肝胆热,烦闷呕逆不食凶。

眉心疽

眉心疽生在印堂,硬肿为疽浮肿疡,
督经风热气凝滞,根坚木痛当疗防。

龙泉疽

龙泉疽起在人中，麻痒坚疼赤豆形，
上焦风热攻督脉，憎寒壮热治同疔。

虎髭毒

虎髭毒在颏下生，胃肾积热入任经，
痛焮肿痛速溃易，疽坚硬痛麻痒疔。

燕窝疮

燕窝疮在下颏生，如攒粟豆痒热疼，
形类黄水疮破烂，此证原来湿热成。

芩连平胃汤

芩连平胃燕窝疮，除湿清热服更良，
姜炒厚朴苍术草，陈皮同煎引生姜。

碧玉散

碧玉散搽燕窝疮，色红疙瘩津水黄，
枣炭柏末香油拌，消疼止痒渗湿方。

雀斑

雀斑淡黄碎点形，火郁孙络血风成，

犀角升麻丸常服，正容散洗渐无踪。

犀角升麻丸

犀角升麻治雀斑，䵟黯䵳子亦能痊，
犀升羌防白附芷，生地芎红芩草丸。

时珍正容散

正容散洗雀斑容，猪牙皂角紫浮萍，
白梅樱桃枝鹰粪，研末早晚水洗灵。

六味地黄丸

六味地黄善补阴，能滋肾水并生津，
萸苓山药丹皮泻，研末蜜丸服最神。

黑痣

黑痣生面霉点斑，小如黍粒豆形圆，
孙络之血阳束结，挑破水晶膏点痊。

水晶膏

水晶膏能点黑痣，碱水浸灰入糯米，
一日一夜米泡红，取出捣膏效无比。

黧黑䵟黯

䵟黯如尘久炲暗，原于忧思抑郁成，

大如莲子小赤豆,玉容久洗自然平。

玉容散

玉容散退鳌奸黵,牵牛团粉荄细辛,
甘松鸽粪及莲蕊,芷术僵蚕白茯苓,
荆芥独羌白附子,鹰条白扁豆防风,
白丁香共研为末,早晚洗面去斑容。

项部

脑疽 偏脑疽

脑疽项正属督脉,左右偏脑太阳经。
阳正阴偏分难易,治与痈疽大法同。

荆防败毒散

荆防败毒治初疮,憎寒壮热汗出良,
羌独前柴荆防桔,芎枳参苓甘草强。

天柱疽

天柱疽生天柱骨,上焦郁热蓄督经,

灸之有疱方为顺，色黑形陷逆而凶。

鱼尾毒

鱼尾毒生后发角，在左在右浅而轻，
膀胱湿热七日溃，脓出肿消痛自宁。

托里排脓汤

托里排脓治溃疮，排脓消肿实称强，
归芍四君翘桂芷，银芪贝桔藤陈良。

百脉疽

百脉疽生肿色形，引耳绕颈色紫红，
痛热不食气逆嗽，刺出脓吉血出凶。

结喉痈

结喉痈发项前中，肝肺积热塞喉凶，
脓成若不急速刺，溃穿咽喉何以生。

夹喉痈

夹喉痈生喉两旁，肝胃毒热发其疮，
疮与结喉痈同治，尤嫌痰壅不时呛。

瘰疬

小瘰大疬三阳经,项前颈后侧旁生,
痰湿气筋名虽异,总由恚忿郁热成。
更审缠绵诸证治,成劳日久不收功。

防风羌活汤

防风羌活驱瘰方,风毒发热最为良,
芎芩昆布翘蒡草,夏枯海藻薄升僵。

海菜丸

海菜丸治风痰疬,海藻菜与白僵蚕,
梅汤为丸如桐子,米汤送下病可痊。

升阳调经汤丸

升阳调经医毒热,项颊瘰疬坚如铁,
升葛甘芩知柏棱,黄连胆草翘术桔。

柴胡连翘汤

柴胡连翘医瘰疬,马刀血滞与经闭,
黄芩牛蒡归柏知,瞿麦肉桂甘生地。

鸡鸣散

鸡鸣散治瘰疬疼,结核烦闷热相乘,

粉牵硝黄为细末,井水调服便利通。

李杲连翘散坚汤

李杲连翘散坚汤,气毒瘰疬马刀疮,
归芍柴芩棱莪草,土瓜龙胆黄连苍。

舒肝溃坚汤

舒肝溃坚汤开郁,筋疬石疽柴决当,
夏枯陈蚕香附抚,红花芍草甲姜黄。

散肿溃坚汤

散肿溃坚气毒滞,马刀瘰疬耳肩交,
遍颏或至颊车骨,结硬如石用之消。
知藻三棱归芍草,升芩花粉柴胡梢,
葛根黄连广茂桔,昆布龙胆柏连翘。

杨氏家藏治瘰疬方

杨氏家藏治瘰疬方,误食毒物成疬疮,
牵牛斑蝥僵荆芥,为末酒服量弱强。

法制灵鸡蛋

制灵鸡蛋治马刀,鸡子一个入斑蝥,
纸封蒸熟去壳药,同饭嚼服疬可消。

琥珀散

琥珀散能利二便,泻毒消热最称奇,
芩苓乌药车瞿麦,茵韦紫草茅翘宜。

内消连翘丸

内消连翘解瘰,妙灵与此两兼服,
核桃及射夏枯草,土瓜泽兰沙漏芦。

附子败毒汤

附子败毒太阳经,湿毒瘰疬漫肿疼,
陈苓前草芪羌活,银花僵蔓翘防风。

消核散

消核散治诸瘰疬,男妇小儿用之愈,
红娘糯米炒胡黄,甘草元参藻牡蛎。

犀角丸

犀角丸能除心火,诸般瘰疬兼目红,
牵牛半生半炒用,陈薄皂角连翘青。

夏枯草膏

夏枯草膏医诸疬,化硬消坚理肝虚,
血燥忧思肝木旺,烈药伤脾服此宜。
归芍贝僵香附桔,昆红参草抚陈皮,

乌药同熬加红蜜,滚水冲服戒怒急。

瘰疬未溃敷贴方

金倍散

金倍散敷坚瘰疬,蜈蚣末入文蛤中,
纸糊晒干同麸炒,加麝研之醋调灵。

神功散

神功散敷湿瘰疬,嫩黄柏与川乌头,
等分为末加米醋,调涂肿处即能瘳。

李杲龙泉散

李杲龙泉敷诸疬,瓦粉龙泉莪术棱,
昆布共研为细末,滚水调涂速又灵。

朱震亨贴瘰疬饼

震亨贴瘰疬可移,蓖麻山药共研泥,
不问日久并肿硬,作饼贴之效更奇。

神效瘰疬方

神效瘰疬实良方,疏滞消肿止痛强,
未破已前用之效,白胶海螵降真香。

龙珠膏

龙珠膏敷疬毒疮，溃迟未溃敷之良，
海藻苏木龙牙草，再加枣根共煎汤，
桑石苍耳灰淋水，同煎成膏添麝香，
石膏白丁轻巴豆，研入膏内涂瘰强。

瘰疬溃后方

蟾酥捻子

蟾酥捻子化坚方，瘰疬将溃纳入疮，
寒水石共巴豆肉，寒食面与白丁香。

五云膏

五云膏贴鼠疮证，瘰疬溃后共马刀，
银黝油熬渣滤净，黄丹五枝搅成膏。

绿云膏

绿云疬破贴最神，军柏连鳖元参芩，
油炸滤渣加松脂，胆汁铜绿入搅匀。

蛇蜕膏

蛇蜕膏贴溃后疬，专消余毒功效极，
蜈蚣蜜蜂炸去渣，定粉油熬出火气。

上石疽

石疽生于颈项旁,坚硬如石色照常,
肝郁凝结于经络,溃后法依瘰疬疮。

香贝养荣汤

香贝养荣用四君,四物贝桔香附陈,
气血两虚宜多服,筋瘰石疽效如神。

失荣证

失荣耳旁及项肩,起如痰核不动坚,
皮色如常日渐大,忧思怒郁火凝然。
日久气衰形削瘦,愈溃愈硬现紫斑,
腐烂浸淫流血水,疮口翻花治总难。

和荣散坚丸

和荣散坚丸消郁,开结益虚理肝脾,
八珍贝桔陈香附,昆海升红枯草宜。

阿魏化坚膏

阿魏化坚消结聚,蟾酥丸料研末细,
蜈蚣炙黄太乙膏,炖化搅匀功速极。

钮扣风

钮扣风生胸颈间,风湿结聚瘙痒难,
延及成片浸汁水,因地而名当癣看。

独胜散

独胜散治钮扣风,已破未破用俱灵,
内只芥菜花一味,止痒消肿有奇功。

冰硫散

冰硫散内首硫黄,潮脑椒矾用最良,
萝卜掏空药填满,油调专搽钮扣疮。

消风散

消风止痒散风湿,木通苍术苦参知,
荆防归蒡蝉膏草,胡麻生地水煎之。

背部

上中下发背

三发火毒发督经,中发属肝对心生,

上发属肺天柱下,下发属肾脐后凝。

上搭手

上搭手生肺俞穴,左右名同经有别,
右属肺兮左属肝,总由气郁痰热结。

逍遥散

逍遥散能和气血,开郁行滞又消结,
归芍苓术香柴芩,陈薄甘草清毒热。

六郁汤

六郁汤能开六郁,取其消痰又行气,
芎缩二陈苍山栀,香附生姜兼化滞。

中搭手

中搭手生近膏肓,经属膀胱脊骨旁,
七情不和愤怒火,虚实寒热细参详。

一粒金丹

一粒金丹疗恶疮,寒实不渴便燥良,
木乳沉香巴豆肉,枣肉为丸服即康。

内托黄芪散

内托黄芪治疮虚,托里诸疮用最宜,

归芍芎术陈皮桂，山甲槟榔皂刺芪。

下搭手

下搭手生经膀胱，穴在肓门腰窝旁，
房劳过度生毒火，紫陷腐烂透膜肠。

莲子发

莲子发名取象形，胆与膀胱毒化成，
形斜平塌侵督重，形长高肿半背轻。

蜂窝发

蜂窝发似蜂房形，每在肩后脊旁生，
此证最忌头向上，急清心火免内攻。

阴阳二气疽

阴阳二气疽脊旁，肿消软硬变不常，
七情内乖逆荣卫，如期脓溃自无妨。

夺命丹

夺命丹中粉麝香，砒矾砂竭共雄黄，
蟾酥乳没兼寒水，铜绿蜗牛用最良。

串疽

串疽生于背胁间，连发相串色依然，
漫肿渐红多晷痛，积愤郁火是其原。

酒毒发

酒毒发生满背间，皮色不变如弹拳，
坚硬麻木痛彻内，药酒厚味使之然。

连翘消毒饮

连翘消毒疗诸疮，能解酒毒葛大黄，
红花栀桔元参草，芍芩花粉射陈当。

连珠发

连珠毒发贯珠形，在背微疼色淡红，
发时尿闭少腹满，阴囊作肿百节疼。

丹毒发

丹毒发如汤火伤，细癗赤晕渴非常，
丹石刚剂致此证，红活者生紫黯亡。

国老膏

国老膏解丹石毒，诸疮用此肿即消，

甘草二斤河水泡，取汁熬膏温酒调。

禽疽

禽疽毒由时气成，数块似疹色紫红，
背生形如拳打状，拘急麻木不作疼。

痰注发

痰注发如布袋形，按之木硬觉微疼，
其发不红亦不热，湿痰七情郁滞成。

疮科流气饮

流气饮舒痰涎壅，人参朴桔芷防风，
苏芪壳桂木香草，乌药槟榔归芍芎。

金凤化痰膏

金凤化痰消硬坚，湿痰串注贴更痊，
凤仙中白广胶醋，葱汁同熬用纸摊。

黄瓜痈

黄瓜痈在背旁生，脾火色红黄瓜形，
肿高寸余长尺许，四肢麻木引心疼。

腰部

肾俞发

肾俞发生肾俞穴,单者酒色兼湿热,
房劳怒火则双生,红活黑陷顺逆别。

中石疽

石疽寒凝瘀血聚,生于腰胯最缠绵,
坚硬如石皮不变,时觉木痛消溃难。

没药丸

没药丸治中石疽,乳没桃芎归芍宜,
川椒自然铜黄蜡,用酒服之行血瘀。

缠腰火丹

缠腰火丹蛇串名,干湿红黄似珠形,
肝心脾肺风热湿,缠腰已遍不能生。

龙胆泻肝汤

龙胆泻肝火丹生,形如云片粟多红,
芩连栀胆车归尾,生地军翘泻木通。

除湿胃苓汤

除湿胃苓火丹疮,脾肺湿热疱白黄,
胃苓汤用通栀子,滑石防风共作汤。

柏叶散

柏叶散搽火丹方,大黄赤豆柏雄黄,
柏叶轻粉蚯蚓粪,研末香油调更良。

眼部

眼胞菌毒

菌毒生于眼睫边,如菌黄亮水疱圆,
头大蒂小渐垂出,脾湿郁热结凝坚。

清凉圆

清凉圆内用川连,归尾菖蒲芍胆矾,

羌活杏仁地肤子,菌毒初起洗之痊。

翠云锭子

翠云锭子能止血,铜绿轻杭黄连强,
共为细末和成锭,菌毒切后涂之良。

凉膈清脾饮

凉膈清脾生地黄,连翘栀子薄荆防,
石膏芩芍兼甘草,医治菌毒服即康。

眼丹

眼丹眼胞上下生,红热肿痛软偏风,
焮热紫硬偏于热,荆防败毒服有功。

针眼

针眼眼睫豆粒形,轻者洗消脓不成,
甚则赤痛脓针愈,破后风侵浮肿生。

芎皮散

芎皮散内用川芎,青皮减半用最灵,
为末菊花汤调服,医治针眼自成功。

眼胞痰核

眼胞痰核湿气郁，核结如枣如豆形，
皮里肉外推之动，皮色如常硬不疼。

化坚二陈丸

化坚二陈丸消痰，周身结核服更痊，
陈皮半夏茯苓草，僵蚕荷叶川黄连。

椒疮　粟疮

椒疮粟疮生胞里，脾胃血热是根苗，
粟疮黄软湿易散，椒疮赤硬热难消。

清脾凉血汤

清脾凉血椒粟疮，厚朴陈皮翘芍苍，
蝉蜕黑参荆防草，白鲜皮与生大黄。

皮翻证

皮翻证系眼胞翻，状如舌舐唇一般，
翻因胞肿睫紧故，血壅气滞胃经原。

泻黄散

泻黄散治皮翻证，石膏栀子草防风，

豨莶草同研细末，滚水调下有奇功。

漏睛疮

漏睛疮在大眦生，肝热风湿病睛明，
红肿痛溃脓稠易，青黑脓稀难长平。

疏风清肝汤

疏风清肝漏睛疮，又除肝热散风强，
归芍银花芎菊草，柴翘栀子薄荆防。

目中努肉

目中努肉心火成，实火大眦色深红，
小眦红丝淡虚火，努肉时觉或胀疼。

黑参汤

黑参汤治大眦疼，内生努肉实火成，
苦参栀菊黄连壳，草决车防大黄升。

决明散

决明努肉虚火攻，玉竹黄连枳壳芎，
车前青葙羚羊草，研末水调最有功。

鼻部

鼻疳

鼻疳生于鼻柱间，肺经郁火发督原，
坚硬色紫常木痛，《千金》仙方托里痊。

《千金》漏芦汤

《千金》漏芦鼻疳发，色紫坚疼效更嘉，
漏芦枳壳硝黄草，麻芩白蔹翘升麻。

鼻疔

鼻疔生在鼻孔中，鼻窍肿引脑门疼，
甚则唇腮俱浮肿，肺经火毒蟾离宫。

鼻渊

鼻渊浊涕流鼻中，久淋血水秽而腥，
胆热移脑风寒火，控脑砂因蚀脑虫。

奇授藿香丸

奇授藿香鼻渊流，浊涕淋漓久不休，

猪胆汁合藿香末,苍耳汤下患可瘳。

天罗散

天罗虫蚀脑髓中,头痛鼻流血水腥,
丝瓜根烧研细末,黄酒调服惯杀虫。

鼻䘌疮

鼻䘌疮多小儿生,鼻下两旁斑烂形,
总由风热客于肺,脓汁浸淫痒不疼。

泽泻散

泽泻散治鼻䘌患,脓汁浸淫肺火毒,
泽泻郁金栀草末,甘草煎汤调送服。

青蛤散

青蛤散涂鼻䘌消,蛤粉青黛煅石膏,
轻粉黄柏研极细,香油拌块凉水调。

鼻疮

鼻疮肺热生鼻中,燥干如火微肿疼,
内服黄芩外定痛,燥干黄连膏润灵。

黄芩汤

黄芩汤医肺火盛,鼻内生疮赤肿疼,

芩草麦冬桑栀翘,赤芍桔梗薄荷荆。

辰砂定痛散

辰砂定痛鼻疮干,冰片胡连膏煅研,
油纸捻药入鼻孔,消疼散热效通仙。

黄连膏

黄连膏润诸燥疮,归尾生地柏姜黄,
油炸去渣加黄蜡,布滤搅凝涂抹强。

鼻痔

鼻痔初起榴子形,久垂紫硬碍气通,
肺经风湿热郁滞,内服辛夷外点平。

辛夷清肺饮

鼻痔辛夷清肺饮,辛草膏知栀子芩,
枇杷升麻百合麦,或加羌活翘薄斟。

肺风粉刺

肺风粉刺肺经热,面鼻疙瘩赤肿疼,
破出粉汁或结屑,枇杷颠倒自收功。

枇杷清肺饮

枇杷清肺枇杷叶,参草黄连桑白皮,

黄柏同煎食远服,肺风粉刺尽皆宜。

颠倒散

颠倒散敷功效极,大黄硫黄各研细,
等分再匀凉水调,专医酒皶肺风刺。

酒皶鼻

酒皶鼻生准及边,胃火熏肺外受寒,
血凝初红久紫黑,宣郁活瘀缓缓痊。

麻黄宣肺酒

麻黄宣肺酒皶鼻,血热上注外寒瘀,
麻黄并根入酒泡,重汤煮饮效不虚。

凉血四物汤

凉血四物皶鼻红,散瘀化滞又调荣,
芩苓四物陈红草,姜煎加酒入五灵。

栀子仁丸

栀子仁丸皶鼻赤,紫黑缠绵皆可施,
栀子为末黄蜡化,丸似弹子茶清食。

耳部

黑疔

黑疔暗藏耳窍生，色黑根深椒目形，
痛如锥刺引腮脑，破流血水火毒攻。

黄连解毒汤

黄连解毒焮痛疮，诸般疔毒烦躁狂，
黄连芩柏生栀子，四味煎服保安康。

耳疳

耳疳时出黑臭脓，青震白缠黄色聤，
胃湿相兼肝经火，红风偏肝血热成。

滴耳油

滴耳油治耳疳证，脓净滴之效更深，
核桃拧油消肿痛，冰片发散热通神。

耳衄

耳衄上焦血热成，鲜血时流耳窍中，

肝火柴胡清肝治,胃热生地麦门冬。

生地麦冬饮

生地麦冬耳衄鲜,上焦血热是其原,
各用五钱煎食后,清肺降火保平安。

神塞丸

神塞麝香生白矾,沉糯同研面糊丸,
大如梧子薄绵裹,塞入耳鼻衄血痊。

耳痔　耳蕈　耳挺

耳痔蕈挺耳窍生,肝肾胃火凝结成,
微肿闷疼皮损破,塞久令人必重听。

栀子清肝汤

栀子清肝蕈痔挺,肾肝胃火忿怒成,
芎归柴芍丹皮草,膏蒡芩连用有功。

硇砂散

硇砂散实有奇功,痔蕈挺在耳内生,
轻片雄黄研为末,水调点痔消缩形。

旋耳疮

旋耳疮生耳后缝,疮延上下连耳疼,

状如刀裂因湿热，穿粉散搽即成功。

穿粉散

穿粉散敷旋耳疮，清热渗湿油调良，
轻粉研细隔纸炒，穿山甲共铅粉黄。

口部

大人口破

大人口破分虚实，艳红为实淡红虚，
实则满口烂斑肿，虚白不肿点微稀。

柳花散

柳花散治白口疮，黄柏青黛龙脑香，
肉桂共研搽患处，虚火上炎自平康。

赴筵散

赴筵散医实火攻，口疮斑烂色多红，
芩连栀子干姜柏，细辛同研有神功。

鹅口疮

鹅口满口白斑点,小儿心脾热所生,
初生多是胎中热,甚则咽喉叠肿疼。

冰硼散

冰硼散治咽肿痛,口疮白点满口生,
冰硼朱砂元明粉,研末搽之立见功。

口糜

口糜阴虚阳火成,膀胱湿水溢脾经,
湿与热瘀熏胃口,满口糜烂色红疼。

导赤汤

导赤汤医口糜证,脾湿化热熏胃成,
木通生地生甘草,竹叶煎服热自平。

加味连理汤

连理胃热脾虚湿,口糜臭气泻泄俱,
参苓白术炙甘草,干姜黄连脾胃宜。

少阴甘桔汤

少阴甘桔治口糜,芍芩羌活桔陈皮,
元参柴草升麻共,葱白水煎神效奇。

姜柏散

姜柏散搽口糜烂，黄柏干姜各细研，
等份兑匀搽患处，温水漱口效如仙。

唇部

反唇疔　锁口疔

反唇疔发唇里棱，锁口疔在嘴角生，
粟米坚肿麻痒痛，脾胃心经火毒成。

唇疽

唇疽生于上下唇，寒热交争毒气深，
紫硬时觉木痛甚，脾胃积热乃其因。

茧唇

茧唇脾胃积火成，初如豆粒渐茧形，
痛硬溃若翻花逆，久变三消定主凶。

清凉甘露饮

清凉甘露医茧唇,润燥止渴又生津,
麦冬知草芩斛壳,枇杷银胡犀地茵。

唇风

唇风多在下唇生,阳明胃经风火攻,
初起发痒色红肿,久裂流水火燎疼。

双解通圣散

双解通圣胃火风,疏表清里膏防荆,
归芍连翘芩术桔,麻黄栀草薄滑芎。

齿部

牙衄

牙衄牙缝内出血,胃肾二经虚实热,
实多口臭牙坚牢,虚者反此当分别。

清胃汤

清胃阳明实火结,口臭相兼齿衄血,

芩连生地升麻膏,丹皮同煎功效捷。

调胃承气汤

调胃承气实火攻,齿龂口臭用之灵,
酒浸大黄芒硝草,胃热煎服立刻清。

二参汤

二参汤医虚火泛,龈腐渗流血水淡,
人参元参各等分,水煎服下有神验。

芦荟丸

芦荟丸医积气盛,木麝青皮胡黄连,
芜荑雷丸鹤虱草,川连同末蒸饼丸。

小蓟散

小蓟散搽牙衄方,蒲黄微炒百草霜,
香附同研为细末,揩牙止血功效强。

牙宣

牙宣初起肿牙龈,日渐腐颓久露根,
恶热恶凉当细别,胃经客热风寒侵。

独活散

独活风毒注牙根,龈肿嫌凉痛莫禁,

羌活防风共生地,薄荷荆芥合芎辛。

《三因》安肾丸

《三因》安肾虚火烁,牙龈腐臭齿根摇,
山药杏茴苓骨脂,胡芦巴续川楝桃。

胡桐泪散

胡桐泪散牙龈肿,津血宣露或出脓,
细辛寒水石生地,青盐白芷共川芎。

李杲牢牙散

李杲牢牙擦齿病,牙龈摇动或兼疼,
胆草升麻羌地骨,研末漱口搽有功。

固齿白玉膏

固齿白玉贴牙效,一切牙疼及动摇,
官粉珍珠阳起麝,龙骨象牙黄蜡熬。

钻牙疳

钻牙疳在牙根生,突出硬骨锐而锋,
痛如针刺殊难忍,证由肝胃积热成。

芦荟消疳饮

芦荟消疳清胃肝,羚膏栀子蒡胡连,

银胡桔梗大黄薄，甘草元参竹叶煎。

牙疔

牙疔牙缝胃火成，大肠湿热亦可生，
肿如粟米连腮痛，若兼麻痒即黑疔。

拔疔散

拔疔散治诸疔毒，硇砂白矾食盐朱，
等分研末搽患处，化硬搜根功效殊。

牙痈

牙痈胃热肿牙床，寒热坚硬痛难当，
破流脓水未收口，误犯寒凉多骨妨。

走马牙疳

走马牙疳证不轻，癖积疹痘毒火攻，
牙根腐臭随变黑，顽肉难脱不食凶。

人参茯苓粥

人参茯苓善扶脾，饮食短少服之宜，
二味研末加粳米，熬粥食之理胃虚。

清疳解毒汤

清疳解毒牙疳证，疹痘余毒化热成，
中黄知连柴翘蒡，犀角参膏荆芥风。

溺白散

溺白散搽走马疳，溺垢白霜梅白矾，
韭根茶叶煎汤涤，蘸洗腐肉敷药痊。

芦荟散

芦荟散搽牙疳烂，色紫牙摇腮硬穿，
枣裹人言烧存性，再加黄柏末同研。

勒马听徽丝

勒马听徽疳渐蚀，牙缝腐黑急速施，
油调砒麝青绵黛，泔水漱口后塞之。

青莲膏

青莲膏贴腐疳宜，化腐消坚效更奇，
乳麝白砒轻粉黛，研末油调纸摊之。

齿䘌

齿䘌齿内生小虫，胃经瘀湿风火凝，
口臭只缘胃火盛，齿根腐烂出血脓。

玉池散

玉池疏风疗虫牙,津脓根烂漱服佳,
归芷升防甘地骨,芎辛姜藁豆槐花。

齿䘌

齿䘌风热客阳明,牙龈肿痛出臭脓,
遇风痛甚久宣露,白马悬蹄塞入灵。

舌部

紫舌胀

紫舌胀属心经火,热盛血壅肿硬疼,
舌肿满口宜针刺,血色紫重色红轻。

痰包

痰包每在舌下生,结肿绵软似匏形,
痛胀舌下妨食语,火稽痰涎流注成。

加味二陈汤

加味二陈疗痰包，结肿舌下形如匏，
二陈汤加芩连薄，姜煎服下自然消。

舌衄

舌衄心火血分炎，舌上生孔似铁尖，
或如箸头其色紫，甚黑腐烂血出泉。

升麻汤

升麻舌衄心火炎，小蓟茜根各两半，
艾叶七钱五分加，寒水三两同研烂。

必胜散

必胜心热血妄行，舌生小孔涌血红，
螺青研末蒲黄炒，同匀搽之自归经。

重舌　痰核　重腭　舌疔

舌证发于心脾经，其证皆由积热成。
重舌舌下血脉胀，痰核舌上一核生。
重腭生于口上腭，时觉心烦梅子形。
舌疔舌上生紫疱，其形如豆寒热增。

紫雪散

紫雪散医积热效,沉木犀羚元参草,
寒水升膏朴硝加,朱箔冰研入内搅。

舌疳(附:瘰疬风)

舌疳心脾毒火成,如豆如菌痛烂红,
渐若泛莲难饮食,绵溃久变瘰疬风。

清溪秘传北庭丹

北庭丹点舌菌生,瓦松溏鸡矢人中,
瓦上青苔番硇末,罐封火煅入麝冰。

归芍异功汤

归芍异功扶脾气,健胃又能止泻利,
四君归芍广陈皮,引加灯心是良剂。

水澄膏

水澄膏贴溃核验,水飞朱砂末二钱,
及蔹郁金雄黄乳,五倍同研用醋摊。

喉部

紧喉风（附：缠喉风）

紧喉膏粱风火成，咽喉肿痛难出声，
声如拽锯痰壅塞，穴刺少商吐下功。

桐油饯

桐油饯法导痰壅，一切喉风用最灵，
半碗温水桐油入，鸡翎蘸探吐喉通。

雄黄解毒丸

雄黄解毒紧喉风，开关通闭火能平，
巴豆去油郁金末，醋糊为丸黍粒形。

白降雪散

白降雪散喉风证，肿痛声难风火凝，
煅石膏与胆矾末，焰硝硼片共元明。

清咽利膈汤

清咽利膈喉痛消，疏风清热荞连翘，

荆防栀桔参连草,银花芩薄大黄硝。

慢喉风

慢喉发缓体虚生,微肿咽干色淡红,
或由暴怒五辛火,或因忧思过度成。

甘露饮

甘露饮清内热侵,面赤咽干生液津,
天麦冬芩生熟地,枇杷斛草枳茵陈。

喉闭(附:酒毒喉闭)

喉闭肝肺火盛由,风寒相搏肿咽喉,
甚则肿痛连项外,又有酒毒当细求。

鼠粘子解毒汤

鼠粘解毒酒毒闭,桔梗青皮能降气,
升芩花粉草元参,栀连翘葛术防地。

哑瘴喉风

哑瘴喉风肿痛咽,牙关紧急不能言,
风痰涌塞咽膈上,火盛生痰风搏源。

弄舌喉风

弄舌喉风心脾经,实火外寒凝滞成,
舌出搅动因胀闷,咽喉作肿更兼疼。

金锁匙

金锁匙吹弄舌风,心脾火郁外寒乘,
消痰逐热除疼痛,冰片僵蚕雄焰硼。

喉疳

喉疳初觉阴虚成,嗌干刺痛色淡红。
肾火炎上金受克,破烂失音臭腐疼。

万氏润燥膏

万氏润燥膏神验,降火清金滋便干,
猪脂炼油加白蜜,挑服失音也能痊。

八宝珍珠散

八宝珍珠喉疳腐,冰麝儿茶连贝母,
红褐官粉黛牛黄,脑石中白柏硼琥。

喉癣

喉癣咽干生苔癣,初痒时增燥裂疼,

过饮药酒五辛火,霉烂延开蚁蛀形。

广笔鼠黏汤

广笔鼠黏喉癣干,初痒生苔裂痛添,
生地元参花粉贝,连翘射草白僵蚕。

清溪秘传矾精散

矾精散用火烧砖,水湿布矾上覆盘,
扫霜再兑雄梅甲,研末吹喉癣自痊。

清凉散

清凉散吹天白蚁,胃火熏金成此疾,
薄黛冰硼中白连,腐裂疼痛皆可去。

上腭痈

上腭痈若葡萄形,少阴三焦积热成,
舌难伸缩鼻红涕,口难开合寒热增。

烧盐散

烧盐散治上腭痈,悬似葡萄色紫形,
枯矾烧盐等分末,箸头蘸点消热壅。

射干丸

射干丸疗悬痈患,热聚成形口开难,

大黄升草木鳖杏,蜜丸弹状口中含。

锁喉毒

锁喉毒生因积热,外感风寒耳前结,
外似瘰疬渐攻喉,心与小肠听会穴。

牛黄清心丸

牛黄清心锁喉毒,茯轻冰麝参雄竺,
珍倍荆防桔胆星,犀角归连热退速。

乳蛾

乳蛾肺经风火成,双轻单重喉旁生,
状若蚕蛾红肿痛,关前易治关后凶。

喉瘤

喉瘤郁热属肺经,多语损气相兼成,
形如圆眼红丝裹,或单或双喉旁生。

益气清金汤

益气清金肺热攻,注喉成瘤圆眼形,
陈旁芩苏苦桔贝,麦冬栀薄草参苓。

消瘤碧玉散

消瘤碧玉点喉瘤，开结通喉热可搜，
君以硼砂冰片兑，胆矾末入患皆瘳。

胸乳部

甘疽

甘疽忧思气结成，膺生谷粒紫菱形，
寒热硬痛宜速溃，溃迟须防毒陷攻。

膻中疽

膻中疽起粟粒形，色紫坚硬渐焮疼，
七情火毒发任脉，急随证治缓成凶。

脾发疽

脾发疽生心下旁，炙煿毒酒火为殃，
初如粟粒时寒热，渐增肿痛溃脓昌。

太乙紫金锭

太乙紫金诸疮毒，疗肿痈疽皆可除，
雄朱倍麝千金子，红芽大戟山慈菇。

井疽

井疽心火发中庭，初如豆粒渐肿疼，
心躁肌热唇焦渴，红活易治黑陷凶。

蜂窝疽

蜂窝疽形似蜂窝，胸侧乳上疮孔多，
漫肿紫痛心火毒，黑陷者逆顺红活。

蠹疽

蠹疽生于缺盆中，初豆渐李坚紫疼，
寒热尿涩宜蒜灸，证由胆胃积热生。

六一散

六一散医小水癃，能除燥湿热有功，
滑石甘草研成末，灯心汤调服立通。

瘭疬痈

瘭疬痈在乳旁生，结核红肿硬焮疼，

包络痰凝脾气郁,治宜温舒化坚凝。

内补十宣散

内补十宣诸肿毒,已成令溃未成消,
参芪桔朴芎归草,芷桂防风热酒调。

内外吹乳

吹乳乳毒乳肿疼,内吹胎热痛焮红,
外吹子鼻凉气袭,寒热烦渴结肿疼。

荆防牛蒡汤

荆防牛蒡乳外吹,寒热肿疼俱可推,
银花陈草柴香附,花粉芩蒲翘刺随。

橘叶瓜蒌散

橘叶瓜蒌吹乳证,凉袭热乳凝结成,
芎芩栀草连翘等,石膏柴与陈皮青。

乳疽 乳痈

乳疽乳痈乳房生,肝气郁结胃火成。
痈形红肿焮热痛,疽形木硬觉微疼。
痈发脓成十四日,疽发月余脓始成。
未溃托里排脓治,已溃大补养荣灵。

瓜蒌牛蒡汤

瓜蒌牛蒡胃火郁，憎寒壮热乳痈疽，
青柴花粉芩翘刺，银花栀子草陈皮。

乳发　乳漏

乳发如痈胃火成，男女皆生赤肿疼，
溃久不敛方成漏，只为脓清肌不生。

乳中结核

乳中桔核梅李形，按之不移色不红，
时时隐痛劳岩渐，证由肝脾郁结成。

清肝解郁汤

清肝解郁贝茯神，四物青皮远夏陈，
栀桔通苏香附草，能消乳核气郁伸。

归脾汤

归脾汤治脾胃怯，食少怔忡夜不安，
枣远龙眼参归草，茯神芪术木香煎。

木香饼

木香饼消乳核方，舒通结滞功倍强，
生地研烂木香末，和饼贴患熨之良。

乳劳

乳劳初核渐肿坚,根形散漫大如盘,
未溃先腐霉斑点,败脓津久劳证添。

蒌贝散

蒌贝散治乳结核,渐大失调变乳劳,
初肿气实须服此,南星甘草共连翘。

神效瓜蒌散

神效瓜蒌没乳香,甘草当归研末良,
乳劳初肿酒煎服,消坚和血是神方。

乳岩

乳岩初结核隐疼,肝脾两损气郁凝,
核无红热身寒热,速灸养血免患攻。
耽延续发如堆栗,坚硬岩形引腋胸,
顶透紫光先腐烂,时流污水日增疼。
溃后翻花怒出血,即成败证药不灵。

季芝鲫鱼膏

鲫鱼膏贴乳岩疾,肿如覆碗似堆栗,
山药同研加麝香,涂于患处七日易。

冰螺捻

冰螺捻消诸核疬,硇砂螺肉煨白砒,
再加冰片米糊捻,乳岩坚硬用之宜。

腹部

幽痈

幽痈脐上七寸生,初小渐大肿硬疼,
忧思厚味火毒发,咬牙寒战毒陷攻。

托里散

托里散医诸疮毒,肿甚焮疼煎服消,
皂刺银花芩牡蛎,归芍硝黄花粉翘。

中脘疽

中脘疽由胃火生,脐上四寸隐隐疼,
坚硬漫肿无红热,不食呕哕毒内攻。

山甲内消散

山甲内消火毒积,色紫坚疼中脘疽,

归尾大黄僵草节，木鳖牵牛加酒宜。

吓痈

吓痈七情郁火成，脐上三寸粟微红，
暴肿焮痛二七溃，顶陷色黑溃迟凶。

冲疽

冲疽脐上二寸生，心火毒炽入肾红，
高肿焮痛速溃吉，若见七恶定然凶。

脐痈（附：脐中出水）

脐痈毒发在脐中，肿大如瓜突若铃，
无红无热宜蒜灸，稠脓为吉污水凶。

黄连平胃散

黄连平胃散陈甘，厚朴苍术共细研，
专除湿热兼消积，能令脐水立时干。

三妙散

三妙散用槟榔苍，黄柏同研渗湿疮，
苏合油调治湿癣，收干止痒效称强。

少腹疽

少腹疽生脐下边，证由七情火郁缠，
高肿红疼牵背易，漫硬陷腐水脓难。

腹皮痈

腹皮痈生腹皮内，皮里膜外肿隐疼，
腹痛不止脓成候，证由膏粱郁火生。

缓疽

缓疽脾经气积凝，少腹旁生坚又疼，
数月不溃生寒热，食少削瘦效难成。

腋部

腋痈

腋痈暴肿生腋间，肿硬㺯赤痛热寒，
肝脾血热兼忿怒，初宜清解溃补痊。

腋疽

腋疽初起若核形，肝恚脾忧气血凝，
漫肿坚硬宜蒜灸，日久红热溃先疼。

黯疔

黯疔藏于腋下生，肝脾火毒痒而疼，
寒热拘急色紫黑，急按疔门治即宁。

肋部

肋疽

肋疽始发属肝经，火毒郁怒结肿形，
紫痛梅李甚如碗，急宜针砭免内攻。

渊疽

渊疽肝胆忧恚成，生于肋下硬肿疼，
溃破有声内膜透，未溃当服护膜灵。

护膜散

护膜散内二味药,白蜡白及为细末,
或酒或以米汤调,将脓预服不透膜。

内发丹毒

丹毒肝脾热极生,肋上腰胯赤霞形,
急宜砭出紫黑血,呕哕昏胀毒内攻。

化斑解毒汤

化斑解毒热生风,致发丹毒云片红,
升膏翘蒡中黄等,黄连知母黑参同。

胁痈(附:疽)

胁痈焮红高肿疼,疽坚塌漫冷不红,
皆属肝胆怒火结,迟溃败浆冷虚凶。

内痈部

肺痈

肺痈肺热复伤风,肺脏生痈隐痛胸,

状若伤寒燥咳甚，稠浊痰涎腥臭脓。
未溃射干麻黄汗，壅不得卧葶苈攻，
溃后脓稠能食吉，脓清兼血不食凶。

射干麻黄汤

射干麻黄咳上气，肺痈喉中水鸡声，
射麻生姜辛菀夏，五味大枣并款冬。

葶苈大枣汤

葶苈大枣治肺痈，咳不得卧有痈脓，
葶苈苦寒泻实热，佐枣之甘和胃经。

《千金》苇茎汤

《千金》苇茎肺痈咳，微热烦满吐败浊，
皮肤甲错宜苇茎，薏苡桃仁瓜瓣合。

桔梗汤

桔梗汤用排余脓，肺痈吐脓米粥形，
清热解毒须甘草，开提肺气桔梗功。

《外台》桔梗白散

《外台》桔梗白散方，肺痈便秘服之良，
桔梗贝母与巴豆，药微力大功速强。

金鲤汤

金鲤汤中效罕稀,法用贝母活鲤鱼,
童便浸鱼重汤炖,肺痈烦热善能医。

宁肺桔梗汤

宁肺桔梗肺痈芪,归蒌贝壳甘桑皮,
防己百合葶五味,杏知苡仁地骨宜。

紫菀茸汤

紫菀茸汤参犀角,款冬桑叶杏百合,
阿胶甘夏贝蒲黄,专医肺痈不久卧。

清金宁肺丸

清金宁肺丸肺痈,陈芩桔贝参二冬,
柴芩归芍黄连草,术味生熟地骨芎。

大小肠痈

大小肠痈因湿热,气滞瘀血注肠中,
初服大黄行瘀滞,脓成薏苡牡丹平。

大黄汤

大黄汤善治肠痈,少腹坚痛脓未成,
牡丹皮与大黄炒,芥子桃仁硝石灵。

薏苡附子散

薏苡附子散甲错，肠痈腹胀痛脉数，
附子败酱薏苡仁，为末水煎空心服。

薏苡汤

薏苡汤治腹水声，肠痈便淋刺痛疼，
牡丹皮共瓜蒌子，还有桃仁薏苡仁。

丹皮汤

丹皮汤疗肠痈证，腹濡而痛时下脓，
硝黄丹蒌桃仁共，水煎服之有奇功。

胃痈

胃痈中脘穴肿疼，不咳不嗽吐血脓，
饮食之毒七情火，候治肠痈大法同。

清胃射干汤

清胃射干汤射干，升麻犀角麦冬全，
参芩大黄芒硝等，竹叶山栀胃痈痊。

赤豆薏苡仁汤

赤豆薏苡汤最神，甘己赤豆薏苡仁，
胃痈脓成脉洪数，二盅水煎服八分。

脾痈

脾痈湿热瘀血凝,章门穴肿兼隐疼,
腹胀嗌干小水短,利下湿瘀补收功。

肝痈

肝痈愤郁气逆成,期门穴肿更兼疼,
卧惊胠满溺不利,清肝滋肾即成功。

心痈

心痈巨阙肿隐疼,酷饮嗜热火毒成,
面赤口渴身作痛,治法阳热总宜清。

凉血饮

凉血饮善治心痈,瞿荆荷芷草翘通,
赤芍山栀干生地,车前花粉麦门冬。

升麻葛根汤

升麻葛根汤山栀,酒毒心痈黄连宜,
柴芍通芩升葛草,水煎温服不拘时。

肾痈

肾痈肾经不足生,京门微肿隐隐疼,
少腹肋下䐜胀满,房劳形寒邪外乘。

五积散

五积散苍壳陈苓,麻黄半桔归芍芎,
芷朴桂心干姜草,肾痈寒邪服成功。

三焦痈

三焦痈由湿热凝,石门穴上肿隐疼,
寒结治同肠痈法,内痈俱系膜内生。

肩部

肩中疽 干疽 过肩疽

肩疽痈发正肩中,疽硬黑陷痈肿红,
干疽肩前过肩后,风湿积热血瘀凝。

髎疽　肩风毒

髎疽肩后腋外生，小肠肩贞风火凝，
肩风毒生臑端上，大肠肩髃风湿成。

蠲痛无忧散

蠲痛无忧肩风毒，风袭骨缝与湿凝，
番鳖归草麻黄甲，川芎乌苍半威灵。

乐疽

乐疽肩前腋上生，骨缝开合凹陷中，
坚如鹅卵痛入骨，包络血热气郁成。

臑部（自肩至肘曰臑）

臑痈（附：藕包毒）

臑痈肩肘周匝肿，色赤焮疼粟瘟僵，
藕包毒状鸭鹅卵，臑内三阴外三阳。

鱼肚发

鱼肚发如鱼肚形，青灵穴生心火凝，
暴肿红活焮热痛，痈疽治法即成功。

石榴疽

石榴疽起肘尖上，粟疱根开坚肿疼，
破翻如榴寒热甚，三焦相火与湿凝。

菊花清燥汤

菊花清燥石榴疽，肿硬焮红痛可医，
四物柴芩知贝草，升麻地骨麦冬犀。

肘痈

肘痈发于肘围绕，高肿焮热赤红疼，
心肺稽留风邪火，势小为疖势大痈。

白芷升麻汤

白芷升麻医肿痛，解热除烦托肘痈，
芩翘桔梗红花草，黄芪酒水各一盅。

臂部（自肘至腕曰臂）

臂痈（附：疽）

臂痈臂疽绕臂生，平紫硬疽红肿痈，
荣卫风邪逆肉理，甚则拳缩彻骨疼。

腕痈

腕痈三阳风火凝，手腕背面结痈形，
高肿速溃顺易治，腐烂露骨逆难功。

兑疽

兑疽生腕动脉间，坚硬漫肿兑骨边，
痛彻手膊为险证，本属肺经穴太渊。

穿骨疽

穿骨疽生间使穴，掌后三寸包络经，
坚硬漫肿因蕴热，毒盛溃深穿骨疼。

骨蝼疽

骨蝼疽生臂外廉，经属阳明忧怒缠，
疮疼根束多善顺，紫晕腐串七恶难。

蝼蛄串

蝼蛄串生臂内中，思伤脾气包络凝，
筋骨如中流矢痛，内溃串孔似漏形。

手部

手发背

手发背初芒刺形，三阳风火与湿凝，
坚硬溃伤筋骨险，高肿速溃易收功。

羌活散

羌活散医手发背，除湿发汗把风追，
升麻前独荆归草，乌药威灵桔桂随。

掌心毒

掌心毒生赤肿疼，经属包络积热成，
偏于掌边名穿掌，初宜发汗次宜清。

虎口疽（附：合谷疔）

虎口疽生合谷穴，经属大肠热湿凝，
根深为疔大为疽，坚硬木痛汗针明。

病虾

病虾每在手背生，形势如虾赤肿疼，
内宜消毒外汤洗，手三阳经热毒成。

手丫发

手丫发生手指歧，湿火凝结本于脾，
初粟渐豆焮热痛，内外治法按疔医。

调疽

调疽大指肺热生，如粟如李青紫疼，
六日刺出脓血吉，黑腐延蔓断指凶。

蛇头疔　天蛇毒

蛇头疔疱紫硬疼，天蛇毒疼闷肿红，
二证俱兼脾经火，看生何指辨专经。

雄黄散
雄黄散治蛇头疔，紫痛根坚火毒攻，
冰片蟾酥轻粉末，汲水调涂用纸封。

雄黄牡蛎散
雄黄牡蛎天蛇毒，指头焮红闷肿疼，
二味细研加蜜水，调敷止痛效又灵。

蛇眼疔　蛇背疔　蛀节疔　蛇腹疔　泥鳅疽

蛇眼疔在甲旁生，甲后名为蛇背疔，
蛀节疔生中节骨，蛇腹指内鱼肚形，
泥鳅疽生遍指肿，牵引肘臂热焮疼。
看生何指分经络，总由脏腑火毒成。

代指

代指每生指甲身，先肿焮热痛应心，

轻溃微脓重脱甲，经脉血热是其因。

蛤蟆蛀

蛤蟆蛀由痰气凝，指节坚肿蝉肚形，
初起不疼久方痛，溃久脓清痨病成。

病疮

病疮每发指掌中，两手对生茱萸形，
风湿痒痛津汁水，时好时发久生虫。

藜芦膏

藜芦膏用苦参良，脂油炸滤入松香，
再加枯矾雄黄搅，杀虫止痒抹病疮。

狐尿刺

狐尿刺生手足间，闷肿焮痛红紫斑，
螳螂精尿流积毒，误触肌肤痛不眠。

鹅掌风

鹅掌风生掌心间，皮肤燥裂紫白斑，
杨梅余毒血燥热，兼受风毒凝滞源。

祛风地黄丸

祛风地黄除血热，鹅掌风生服即瘥，
知柏蒺藜牛膝菀，独杞同研炼蜜和。

二矾散

二矾掌起紫白斑，矾与儿茶柏叶煎，
先以桐油搽患处，油捻燃熏后洗痊。

三油膏

三油膏润鹅掌风，初斑渐裂燥痒攻，
牛柏香油朱粉麝，蜡熬擦患火上烘。

下部

悬痈

悬痈毒生会阴穴，初如莲子渐如桃，
三阴亏损湿热郁，溃久成漏为疮劳。

九龙丹

九龙丹医悬痈毒，初起气实脓未成，

木香乳没儿茶竭,巴豆蜜丸酒服灵。

滋阴八物汤

滋阴八物过膏粱,悬痈已溃服此方,
四物丹皮花粉泻,草节便秘加大黄。

穿裆发

穿裆毒发会阴前,忧思劳伤湿郁源,
焮痛红顺塌陷逆,腐深漏溺收敛难。

跨马痈

跨马痈生肾囊旁,重坠肝肾火湿伤,
红肿焮痛宜速溃,初清托里勿寒凉。

便毒

便毒生于腿缝间,忍精瘀血怒伤肝,
坚硬木痛寒热作,初汗次下灸之痊。

红花散瘀汤

红花散瘀消坚硬,便毒初起肿痛添,
归刺军翘苏木甲,石决僵蚕乳贝牵。

黄芪内托散

黄芪内托医便毒,肿盛不消托溃良,
白术归芎银皂刺,天花泻草力同勷。

痦疮

痦疮统名有三原,欲火未遂溲淋难,
房术涂药瘟痒紫,光亮赤肿梅毒愆。

八正散

八正散清积火盛,小水作淋结肿疼,
萹蓄军滑瞿麦草,车前栀子木通灵。

清肝导滞汤

清肝导滞清肝热,玉茎肿疼小水涩,
萹蓄滑石草大黄,灯心瞿麦服通彻。

二子消毒散

二子消毒梅毒痦,土苓猪脂杏僵蚕,
蝉膝荆防皂角子,银花肥皂猪牙煎。

大豆甘草汤

大豆甘草汤神方,诸般痦证洗之良,
止痒消疼能解毒,赤葱槐条共熬汤。

凤衣散

凤衣散能敷溃疳,轻粉冰片共黄丹,
化腐生肌兼止痒,鸭蛋清调痛即安。

旱螺散

旱螺散用易生肌,溃疳痒痛俱可医,
煅螺壳与轻冰麝,香油调敷去腐宜。

珍珠散

珍珠散治下疳疮,清热除瘀脱腐强,
连柏儿茶轻定粉,五倍象牙没乳香。

银粉散

银粉散医疳腐蚀,茎损梅毒烂皆施,
锡炒朱砂水银入,定轻二粉对研之。

回春脱疳散

回春散先化黑铅,次下水银要细研,
寒水硼砂轻粉入,下疳蚀烂撒之痊。

五宝散

五宝散朱钟乳珍,冰珀飞罗面细匀,
杨梅疳疮结毒证,土苓汤调服最神。

阴虱疮

阴虱疮虫毛际内，肝肾浊热不洁生，
瘙痒抓红含紫点，若还梅毒蜡皮形。

银杏无忧散

银杏无忧散止痒，热滞毛际阴虱疮，
铅制水银轻粉杏，芦荟雄黄狼麝香。

肾囊痈

肾囊红肿发为痈，寒热口干焮痛疼，
肝肾湿热流注此，失治溃深露睾凶。

清肝渗湿汤

清肝渗湿消囊痈，小水淋漓肿痛攻，
芩栀四物柴花粉，胆草灯甘泻木通。

滋阴内托散

滋阴内托将溃剂，囊痈欲脓托最宜，
四物穿山泻皂刺，食前煎服入黄芪。

肾囊风

肾囊风发属肝经，证由风湿外袭成，

麻痒瘙破流脂水，甚起疙瘩火燎疼。

蛇床子汤

蛇床子汤洗囊风，止痒消风除湿灵，
威灵归尾缩砂壳，土大黄与苦参葱。

狼毒膏

狼毒膏擦绣毯风，湿痒浸淫火燎疼，
椒硫槟蛤床风子，枯矾猪胆油调成。

妇人阴疮

妇人阴疮系总名，各有形证各属经。
阴挺如蛇脾虚弱，阴肿劳伤血分成，
阴蚀胃虚积郁致，阴脱忧思太过生，
阴癞气血双虚损，随证施治诸证平。

秦艽汤

秦艽汤治蚌疳生，肿痛能除效可征，
石菖蒲与当归片，食前葱白水煎成。

㵸痒汤

㵸痒杀虫疗阴蚀，熬汤熏洗不宜迟，
苦参狼毒床归尾，猪胆威灵鹤虱施。

银杏散

银杏散医热下侵,轻粉雄黄制水银,
杏仁枣肉绵包裹,阴痒生疮用有神。

臀部

鹳口疽

鹳口疽生尻尾尖,经属督脉湿痰源,
肿如鱼肚溃鹳嘴,少壮易愈老难痊。

滋阴除湿汤

滋阴除湿鹳口疽,退热消痰初起宜,
四物陈柴知母草,泽泻黄芩地骨皮。

和气养荣汤

和气养荣托锐疽,将脓煎服溃更宜,
四君丹皮陈熟地,当归沉香共黄芪。

滋肾保元汤

滋肾保元溃后虚,敛迟脓清水淋漓,
十全大补除芎芍,山萸附子杜丹皮。

先天大造丸

先天大造补气血,专治痈疽溃后虚,
脓水清稀难收敛,参术归苓地首乌。
补骨青盐骨碎补,枸杞黄精远菟丝,
巴戟仙茅丁木枣,河车牛膝苁蓉俱。

坐马痈

坐马痈属督脉经,尻尾略上湿热凝,
高肿速溃稠脓顺,漫肿溃迟紫水凶。

臀痈

臀痈证属膀胱经,坚硬闷肿湿热凝,
肉厚之处迟溃敛,最宜红活高肿疼。

上马痈　下马痈

上马痈与下马痈,上左下右折纹生,
膀胱湿热忧愤起,黑陷属重高肿轻。

内托羌活汤

内托羌活宣坚硬,燥湿能托臀下痈,
归黄陈柏同甘草,藁本连翘苍桂风。

涌泉疽

涌泉疽生尻骨前，形如伏鼠肿痛坚，
督脉湿热溃破险，少壮易愈老弱难。

脏毒

脏毒毒注在肛门，内外虚实各有因，
醇酒厚味兼辛苦，外属阳分内属阴。

一煎散

一煎散消脏毒方，归甲甘连桃枳榔，
天花皂刺红乌药，芍地元明芷大黄。

菩提露

菩提露消积热痛，脏毒坚疼焮肿增，
水调熊胆加冰片，搽于患处毒渐轻。

五灰散

五灰散用鹅管毛，血余蜈甲鹿角烧，
脏毒肿痛肛门内，每服五钱黄酒调。

痔疮

痔疮形名亦多般，不外风湿燥热源，

肛门内外俱可发,溃久成漏最难痊。

止痛如神汤
止痛如神诸痔疮,风湿燥热总能防,
归柏桃榔皂角子,苍术芄风泽大黄。

田螺水
田螺水点痔疮效,冰片装入田螺窍,
少时化水取点疮,止痛消肿有奇妙。

五倍子散
五倍子散痔痛坠,坚硬肿疼立刻挥,
轻粉冰片各研细,荔枝草入蛤中煨。

药线
药线芫花共壁钱,再加白扣线同煎,
诸痔瘿瘤系根处,生似蕈形用此捐。

枯痔散
枯痔天灵盖煅淬,砒矾轻粉共蟾酥,
入锅碗盖泥固煅,痔疮新久搽皆除。

唤痔散
唤痔散把内痔呼,刺猬皮盐麝草乌,
冰片枯矾同研细,津调填入片时出。

生熟三黄汤

生熟三黄连柏参，苍芩厚术共归陈，
榆风泽泻乌梅草，专医血箭痔如神。

防风秦艽汤

防风秦艽治肠风，坠肿津血最止疼，
四物栀苍槐角芷，地榆枳草翘槟苓。

苦参地黄丸

苦参地黄粪后红，皆因酒毒热来攻，
二味酒蒸蜂蜜炼，为丸水送最有功。

脏连丸

脏连丸用川黄连，研入猪肠煮酒煎，
捣烂为丸温酒服，便血肛门坠肿痊。

胡连追毒丸

胡连追毒丸医痔，成漏通肠服最宜，
连麝猬皮饭丸服，排尽瘀脓换好肌。

黄连闭管丸

黄连闭管丸穿山，石决槐花共细研，
能除漏管米汤送，蜜丸麻子大一般。

却毒汤

却毒汤洗痔漏效，瓦松甘草蛤川椒，
齿苋苍风葱枳壳，柏叶同熬加焰硝。

坐板疮

坐板疮在臀腿生，形如黍豆痒焮疼，
暑湿热毒凝肌肉，初宜烫洗油捻烘。

股部

附骨疽　咬骨疽

附骨大腿外侧生，在腿里侧咬骨名。
体虚寒湿乘虚入，寒热往来不焮红，
痛甚彻骨难屈转，寒湿化热肿胖形。
蒜灸起疱无疱逆，溃后最忌败浆脓。

雷火神针

雷火神针攻寒湿，附骨疽痛针之宜，
丁麝二香共蕲艾，燃针痛处功效奇。

内托黄芪汤

内托黄芪归木瓜,羌柴翘桂地柏加,
疽生膝股肝脾位,酒水煎之服最佳。

内托酒煎汤

内托酒煎寒湿凝,腿外少阳附骨生,
归芪大力柴翘桂,升柏甘加酒水灵。

茯苓佐经汤

茯苓佐经足阳明,腿面焮疼烦热乘,
平胃木瓜柴术半,藿泻加姜葛引经。

附子六物汤

附子六物风寒湿,流注脾经须服之,
四肢拘急骨节痛,防己术甘苓桂枝。

麻黄佐经汤

麻黄佐经足太阳,风寒湿注本经伤,
苍术二防羌活桂,苓甘细葛枣生姜。

大防风汤

大防风疗寒邪伤,附骨疽肿色如常,
参术黄芪牛膝仲,四物羌甘附子姜。

股阴疽

股阴疽发大股中,阴囊之侧坚肿疼,
七情不和忧愤致,溃后缠绵功难成。

横痃疽 阴疽

横痃疽左阴疽右,股内合缝肿硬疼,
痛牵睾丸长蛤样,三阴七情郁滞凝。

伏兔疽

伏兔穴处忌生疽,肿硬针灸不相宜,
疼痛彻心寒热作,胃火毒滞溃难医。

股阳疽 环跳疽

股阳疽生股外侧,内搏于骨不变色,
环跳疽肿腿难伸,俱由风湿寒凝结。

黄狗下颏方

黄狗下颏连舌皮,入罐泥封火煅宜,
豌豆粉研加白蔹,酒调臀腿疽尽医。

肚门痈　箕门痈

肚门痈在股肚生，股内近膝箕门痈，
二证红肿焮热痛，膀胱脾经湿热成。

槟苏散

槟苏腹胀气不舒，股内箕门痛可除，
香附木瓜陈大腹，木香羌活槟榔苏。

腿游风

腿游风在绕腿生，赤肿如云焮热疼，
荣卫风热相搏滞，宜砭出血双解清。

当归拈痛汤

当归拈痛腿游风，羌活人参二术升，
茵陈葛草芩知柏，苦参风泻共猪苓。

青腿牙疳

青腿牙疳何故生，只缘上下不交通，
阳火炎炽阴寒闭，凝结为毒此病成。
青腿如云茄黑色，疲顽肿硬履难行，
牙疳龈肿出臭血，穿破腮唇腐黑凶。

活络流气饮

活络流气去风强,青肿牙疳初服良,
除湿清胃通经络,加减临时莫执方。
苍术木瓜羌附子,山楂独膝柏麻黄,
乌药干姜椰枳草,引加黑豆与生姜。

加味二妙汤

加味二妙行步难,青腿牙疳龈肿宣,
柏苍牛膝归椰泻,木瓜乌药豆姜煎。

搽牙牛黄青黛散

牛黄青黛散硼砂,冰片朱砂中白加,
龙骨共研为细末,牙疳肿腐此药搽。

膝部

膝痈　疵疽

膝痈焮肿色红疼,疵疽如痈色不红,
宣软为顺坚硬逆,脾肾肝经邪所乘。

膝眼风

膝眼风在鬼眼生,疼痛如锥胖肿形,
下虚风湿寒侵袭,屈伸不遂温散灵。

独活寄生汤

独活寄生肝肾虚,寒湿注膝肿痛居,
参苓四物防风桂,杜膝秦艽甘细宜。

鹤膝风

鹤膝风肿生于膝,上下枯细三阴虚,
风寒湿邪乘虚入,痛寒挛风筋缓湿。

换骨丹

换骨丹归膝枸苍,龟板风艽独薢羌,
蚕沙松节茄根虎,鹤膝风生服最良。

蟮螂丸

蟮螂丸治鹤膝风,芷桂安息魏威灵,
白附归羌桃乳没,膝漏骨皮芍蜜成。

下石疽

下石疽在膝上生,坚硬如石牵筋疼,

皮色如常难溃敛,证由血滞外寒凝。

缓疽

缓疽血滞外寒凝,肿硬如馒膝上生,
紫黯溃迟多焮热,肿久渐腐烂皮疼。

委中毒

委中毒在腘纹生,屈伸木硬微肿红,
胆热流入膀胱遏,速宜活血刺委中。

活血散瘀汤

活血散瘀委中毒,皆因积热肿其处,
归芍丹皮桃枳榔,瓜蒌大黄芎苏木。

上水鱼

上水鱼生委中旁,折纹两梢疼埂昂,
长若鱼形瘀热结,外施砭血敷二黄。

人面疮

膝肘疮生如人面,自古传来系孽因,
流气苦参敷贝母,从善改恶自察心。

大苦参丸

大苦参丸人面疮，蔓苓山药芷荆防，
白附芎栀何蒺皂，川草乌芪芍独羌。

胫部

三里发

三里发肿牛眼形，膝眼之下冷痛凝，
劳力伤筋兼胃热，肿色青黑紫血脓。

腓腨发

腓腨发在小腿肚，憎寒烦躁积热成，
焮肿痛溃脓血吉，漫肿平塌清水凶。

黄鳅痈

黄鳅痈生腿肚旁，疼痛硬肿若鳅长，
肝脾湿热微红色，顺出稠脓逆败浆。

五香流气饮

五香流气治黄鳅，流注结核也能瘳，
丁木茴沉僵藿草，银花羌独翘瓜蒌。

青蛇毒

青蛇毒生腿肚下，形长三寸紫块僵，
肾与膀胱湿热结，急针蛇头血出良。

接骨发

接骨发如核桃形，腿肚之下硬胀疼，
色红漫肿宜速溃，迟损筋脉缺踵行。

附阴疽

附阴疽发内踝上，初如红粟日增疼，
坚硬赤肿渐如卵，三阴交会湿热凝。

内踝疽　外踝疽

内外踝疽湿寒成，血涩气滞阻于经，
三阳外侧三阴里，初用宣通蒜灸灵。

穿踝疽

穿踝疽由脾湿寒，里发串外踝骨间，
有头属阳阴闷肿，溃出清水废疾缠。

湿毒流注（附：瓜藤缠）

湿毒流注腿胫生，顶如牛眼漫肿形，
紫轻黑重脓水渍，寒湿暑热在腠凝。

轻粉散

轻粉黄丹柏陀僧，末茶乳麝共研成，
湿毒流注臁疮证，化腐除湿又止疼。

肾气游风

肾气游风腿肚生，红肿如云火烘疼，
证由肾火蕴于内，膀胱气滞外受风。

紫苏流气饮

紫苏流气柏瓜榔，香附陈芎厚芷苍，
乌药荆防甘独枳，肾气游风服最昌。

槟榔丸

槟榔枳壳木瓜研，木香大黄炼蜜丸，

肾气游风红肿痛,空心水送自然痊。

臁疮

臁疮当分内外廉,外廉易治内难痊。
外属三阳湿热结,内属三阴虚热缠。
法宜搜风除湿热,外贴三香夹纸钱。

三香膏

三香轻粉乳松香,研末油调纸内藏,
葱汤洗患方贴药,初起臁疮用此良。

夹纸膏

夹纸膏贴臁疮破,黄丹轻粉儿茶没,
雄黄竭倍银朱矾,油纸夹贴腐可脱。

解毒紫金膏

解毒紫金臁疮烂,明净松香皂矾煅,
二味研末香油调,葱艾草汤先洗患。

蜈蚣钱

蜈蚣钱治久臁疮,皮黑下陷臭难当,
桐油煎草独活芷,白面圈疮油烫强。

黄蜡膏

黄蜡血余竭白胶,石脂龙骨入油调,

蜈蚣钱后此膏盖，肌肉能生痛自消。

黄芪丸

黄芪丸治臁疮起，川乌赤豆共蒺藜，
地龙川楝茴香炒，防风乌药酒糊宜。

四生丸

四生臁疮久缠绵，骨节多疼举动难，
地龙白附僵蚕炒，草乌灵脂米糊丸。

虎潜丸

虎潜丸疗筋骨痿，下元虚冷精血亏，
龟板锁阳膝虎胫，知柏芍陈熟地归。

鳝漏

鳝漏生在腿肚间，孔如钻眼津水绵，
颇类湿疮湿热发，艾汤熏洗觉痒痊。

四弯风

四弯风生腿脚弯，每月一发最缠绵，
形如风癣风邪袭，搔破成疮痒难堪。

风疽

风疽生胫曲凹中,痒搔皮损津汁浓,
风邪留于血脉内,烦热昏冒肌肿痛。

防风汤
防风汤疗风热搏,留于血脉津汁破,
附子麻黄芷木通,柴胡归桔甘羌活。

青竹大豆油
青竹筒截三尺长,径要寸半黑豆裝,
谷糠马粪烧炙筒,风疽搔痒油涂良。

足部

足发背

足发背属胆胃经,七情六淫下注成,
详别善恶分顺逆,细辨疽痈定死生。

涌泉疽

涌泉疽发在足心,肾虚湿滞多属阴,
速破溃浅痛可治,黑陷为疽命难存。

脱疽

脱疽多生足趾间,黄疱如粟黑烂延,
肾竭血枯五败证,割切仍黑定归泉。

解毒济生汤

解毒济生归远芎,花粉柴芩犀麦冬,
知柏茯银红膝草,脱疽初起烦热攻。

如圣金刀散

如圣金刀散刃伤,血流不止撒之良,
白矾枯矾松香等,共研为末罐收藏。

阴阳二气丹

阴阳二气丹脱疽,肾水枯干燥热欺,
天麦元参甘泻味,中白冰矾柏黛宜。

清神散

清神散治脱疽发,闷乱心烦调服佳,
豆粉牛黄甘草节,研加冰片共朱砂。

金液戊土丹

金液戊土茯牛黄，朱雄硝远片石菖，
胡连梅肉中黄味，专治脱疽发背疮。

雌雄霹雳火

霹雳火治阴疽方，脱疽不疼灸更强，
雌黄丁麝雄黄末，蕲艾茸搓药末良。

敦疽

敦疽多生足趾疼，肿色红活出血脓，
血燥精竭无败色，膏粱房劳脾肾经。

甲疽

甲疽多因剔甲伤，甲长侵肉破成疮，
胬肉高突痛难忍，消瘀化胬效非常。

华佗累效散

华佗累效敷嵌甲，黄丹轻粉乳硇砂，
橄榄核烧同碾细，香油调浓患处搽。

足跟疽

足跟疽生脚挛根，状如兔咬紫红焮，

阳跷积热溃难敛,初宜隔蒜艾灸勤。

厉痈　四淫

厉痈势小足旁生,四淫在足上下凝,
三阴亏损为疽重,三阳湿热发痈轻。

臭田螺

臭田螺疮最缠绵,脚丫搔痒起白斑,
搓破皮烂腥水臭,治宜清热渗湿痊。

牛程蹇

牛程蹇因奔走急,脚热着水寒风袭,
气滞血凝起硬埂,法宜鸽粪滚汤渍。

牛角散

牛角散治牛程蹇,久破脓水流不痊,
松香轻粉水龙骨,牛角烧灰须用尖。

土栗

土栗生在足跟旁,肿若琉璃亮色黄,
行路崎岖伤筋骨,急服仙方合五香。

五香汤

五香汤善治土栗,行路劳伤血脉积,
乳藿丁沉青木香,煎服舒壅功效极。

冷疔

冷疔湿寒足跟生,疼痛彻骨紫疱形,
黑烂深孔流血水,气秽神灯照法灵。

铁粉散

铁粉散医足冷疔,能蚀黑腐肌肉生,
黄丹轻粉松香麝,香油调搽纸盖灵。

脚气疮

脚气疮在足膝生,湿热相搏风气乘,
壮热肿痛津黄水,心神烦躁犀角灵。

犀角散

犀角散医脚气疮,天麻芪枳白鲜榔,
乌蛇芩草风羌活,蒺藜粗末引加姜。

漏芦汤

漏芦汤甘槐白皮,五加白蔹白蒺藜,
脚气疮疼痒津水,熬汤洗患散湿急。

龙骨散

龙骨散能去湿腐,脚气疮敷自然无,
轻榔猪粪香油入,久远恶疮用亦除。

田螺疱

田螺疱在足掌生,里湿外寒蒸郁成,
豆粒黄疱闷胀硬,破津臭水肿烂疼。

解毒泻脾汤

解毒泻脾芩蒡子,风膏苍术草通栀,
田螺疱起宜煎服,清热疏风又去湿。

肉刺

肉刺证由缠脚生,或着窄鞋远路行,
步履艰难疼痛甚,玉簪根捣贴涂灵。

发无定处(上)

疔疮

五脏皆可发疔疮,现于形体细考详,

中医心法必背

若论阴阳分上下，欲知经脏辨何方。
疔名火焰发心经，往往生于唇指中，
心作烦时神恍惚，痛兼麻痒疱黄红。
毒发肝经名紫燕，此患多于筋骨见，
破流血水烂串筋，指青舌强神昏乱。
黄鼓由于脾发毒，多生口角与颧骨，
疱黄光润红色缠，麻痒硬僵兼呕吐。
毒发肺经名白刃，白疱顶硬根突峻，
易腐易陷多损腮，咳吐痰涎气急甚。
从来黑靥发肾经，黑斑紫疱硬如钉，
为毒极甚疼牵骨，惊悸沉昏目露睛。
以上五疔应五脏，又有红丝疔一样，
初如小疮渐发红，最忌红丝攻心上。
凡治疔证贵乎早，三阴三阳更宜晓，
在下宜灸上宜针，速医即愈缓难保。

蟾酥丸

蟾酥丸治诸疔毒，初起恶疮皆可逐，
外用化腐又消坚，内服驱毒发汗速。
朱砂轻粉麝雄黄，铜绿枯矾寒水入，
胆矾乳没共蜗牛，丸如绿豆葱酒服。

五味消毒饮

五味消毒疗诸疔，银花野菊蒲公英，
紫花地丁天葵子，煎加酒服发汗灵。

化疔内消散

化疔内消知贝甲，蚤休及乳草天花，
皂刺银花归芍酒，疔证毒轻服更嘉。

疔毒复生汤

疔毒复生欲走黄，头面肿浮毒内伤，
银栀骨蒡翘通蛎，军刺天花没乳香。

七星剑

七星剑呕热兼寒，疔毒走黄昏愦添，
麻黄苍耳菊豨莶，地丁香蚤半枝莲。

木香流气饮

木香流气宣气滞，归芍芎苏桔枳实，
乌药二陈芪大腹，风榔青枳泻煎之。

解毒大青汤

解毒大青通麦门，中黄栀子桔元参，
知升竹叶石膏煅，疔疮误灸毒内侵。

人参清神汤

人参清神疗毒溃,陈苓地骨麦冬归,
术芪柴远黄连草,益气除烦热可推。

内托安神散

内托安神多惊悸,疔疮针后元气虚,
参麦茯菖芪术草,元参枣远味陈皮。

立马回疔丹

立马回疔轻蟾酥,白丁香乳麝雄朱,
硇蜈金顶砒研末,疔疮用此根自除。

九一丹

九一丹医疗破后,根除用此把脓搜,
煅石膏对黄灵药,清热生肌患自瘳。

流注

流注原有证数般,湿痰瘀风汗后寒,
发无定处连肿漫,溃近骨节治难痊。
此证本由脾胃弱,留结肌肉骨筋间。

通经导滞汤

通经导滞产后疾,败血流瘀肿痛积,

四物枳苏香附陈，丹皮独草红花膝。

散瘀葛根汤

散瘀葛根瘀血凝，皆因跌扑流注成，
芎半桔风羌细草，香附红花苏芷升。

附子八物汤

附子八物医流注，房欲伤阴外寒入，
木香肉桂八珍汤，姜枣水煎食远服。

调中大成汤

调中大成四君芪，山药丹皮归芍宜，
远藿缩砂陈桂附，能医流注溃脓稀。

瘿瘤

五瘿属阳六瘤阴，瘿别血气肉石筋，
瘤气血肉脂筋骨，惟脂开溃不伤身。
瘿蒂细小红不紧，瘤根漫大亮白新，
证由内外岚水气，疗治须当戒怒嗔。

清肝芦荟丸

清肝芦荟怒伤肝，筋结瘿瘤血燥原，
四物黄连青海粉，牙皂甘昆曲糊丸。

芩连二母丸

芩连二母血瘤瘿，血沸寒凝微紫红，
归芍羚羊生熟地，蒲黄地骨草川芎。

加味归脾丸

加味归脾香附参，枣远归芪乌药陈，
茯神术草木香贝，消瘿除瘤脾郁伸。

通气散坚丸

通气散坚气瘿瘤，参桔芎归花粉投，
芩枳二陈星贝藻，香附石菖患渐瘳。

海藻玉壶汤

海藻玉壶汤石瘿，陈贝连翘昆半青，
独活芎归甘海带，化硬消坚最有灵。

调元肾气丸

调元肾气缩砂仁，六味地黄知麦参，
归柏木香龙地骨，骨瘤服此又滋阴。

多骨疽

多骨疽由肾虚源，疮久肿溃复受寒，
落草患此胎元结，名为骨胀治一般。

结核

结核即同果核形,皮里膜外结凝成,
或由风火气郁致,或因怒火湿痰生。

《千金》指迷丸

《千金》指迷丸半夏,茯苓枳壳硝同研,
河水煮糊作丸,消坚去核结痰化。

瘤发

瘤发皆由外感生,伸缩动处每成形,
漫肿无头寒热作,四肢沉重渴烦增。

瘰疽

瘰疽本由烟瘴起,小如粟豆大梅李,
初发红点次变黑,腐烂筋骨疼无已。

乌白癫

乌白癫由中恶风,犯触忌害亦能成,
麻痒彻骨刺不痛,除风养血即收功。

蝟皮丸

蝟皮肤黑成乌癞,心惊视物若垂毫,
痒似虫行手足痹,红娘魁蛤汞矾蟾,
蚱桂硝黄虻蛭甲,黄连龙骨麝蜘膏,
川椒滑附蜈巴豆,雷丸甘遂共斑蝥。

大黑神膏

大黑神膏乌癞涂,发芎连柏己川乌,
雌雄巴豆矾松脂,铅粉升麻杏藜芦。

白花蛇散

白花蛇散体多热,刺痛声嘶白癫疴,
槐子天麻鲜枳蔓,风羌威草晚蚕蛾。

斑蝥膏

斑蝥膏搽白癞风,蝮蛇黄酒入瓶中,
糠火煨酒取涂患,以毒攻恶癞自平。

苦参酒

苦参酒治乌白癞,露蜂房与刺猬皮,
煎汤浸曲炊黍米,酿酒饮之恶疾离。

发无定处（中）

大麻风

麻风总属毒疠成，其因有三五损风，
五死证见真恶候，初病能守或可生。

神应消风散

神应消风散疠风，身麻白屑起斑红，
蝎芷人参各一两，空心酒服麻木平。

追风散

追风散用川郁金，皂刺大黄研末匀，
初服消风次用此，风油硝酒调服神。

磨风丸

磨风丸苾䒽麻黄，苍细芎归荆蔓防，
车威天麻何羌独，追风服后用此方。

《类聚》祛风散

《类聚》祛风散硫黄，寒水枯矾硝蛇床，
贯众细研猪脂捣，专搽遍体疠风疮。

醉仙散

醉仙上部疠风重,牛蒡胡麻枸蔓荆,
苦参蒺藜防花粉,服加轻粉用茶清。

通天再造散

通天再造治疠风,败证先从下部攻,
郁金大黄牵牛刺,晨服酒调面向东。

换肌散

换肌散治大风疮,毒攻眉脱坏鼻梁,
乌梢白花蛇蚰细,鳖芷天麻芎蔓当,
威灵荆菊不灰木,紫苦沙参何首菖,
木贼天冬芎蒺草,胡麻苍术草乌强。

补气泻荣汤

补气泻荣疠虚宜,芩连参桔蚓归芪,
苏地升蝎翘蔻草,桐泪蛭虻麝桃泥。

何首乌酒

何首乌酒大风疾,归甲松针生熟地,
侧蟆五加川草乌,酒煮滋荣毒自息。

杨梅疮

杨梅疮生有二般,精化气化是其源,

精化淫欲气传染，气宜发汗精下痊。

透骨搜风散

透骨搜风散梅毒，筋骨微疼痒皮肤；
脂麻羌独豆葡萄，槐子糖茶核桃肉。

杨梅一剂散

杨梅一剂元气壮，上部生毒气化疮，
麻黄羌芷威灵刺，银花风甲蝉大黄。

升麻解毒汤

升麻解毒筋骨疼，梅毒缠绵壮服灵，
土苓皂刺香油服，按部须加药引经。

归灵内托散

归苓内托参木瓜，术银四物己天花，
土苓鲜薏威灵草，梅疮体弱服堪夸。

护面散

护面散医梅疮现，预服毒不攻头面，
香油调药黄酒冲，只用雄黄头发煅。

翠云散

翠云散去疮后斑，轻粉石膏共胆矾，
铜绿共研湿干撒，猪胆汁调能润干。

鹅黄散

鹅黄散治梅疮烂,脓秽多疼浸成片,
轻粉石膏黄柏研,干撒止疼解毒验。

护从丸

护从丸避梅疮患,雄黄川椒各五钱,
杏仁百粒酒糊入,从人服之毒不传。

杨梅结毒

结毒杨梅毒结生,原于误服劫药成,
日久逢虚始倒发,脑鼻喉目任蚀攻。

搜风解毒汤

搜风解毒汤倒发,初肿拘急骨痛加,
土苓白鲜银花薏,皂角防风通木瓜。

化毒散

化毒散医结毒盛,破秽气实筋骨疼,
大黄山甲僵归尾,蜈蚣研末酒调成。

猪胰子汤

猪胰汤治结毒虚,归芍天花蒌贝芪,
胡麻银甲鲜藤芷,木瓜己刺草苓宜。

西圣复煎丸

西圣复煎丸结毒,肿块经年服自无,
乳没儿茶丁血竭,阿魏白蛇面炒胡。

结毒紫金丹

结毒紫金丹龟板,石决朱砂米饭丸,
年久毒攻鼻损破,土苓汤服臭烂痊。

天麻饼子

天麻饼子薄甘松,雄黄白附芷苍芎,
川草乌蝎防细草,结毒攻巅头痛平。

通鼻散

通鼻散吹结毒证,毒塞鼻中息不通,
石钟乳与葫芦壳,胆矾冰片等分同。

硫黄不二散

硫黄不二毒攻喉,腐臭烂蚀痛不休,
凉水调服疼立止,靛花少兑不须忧。

结毒灵药

结毒灵药化腐方,水银朱砂硫雄黄,
共研入罐用泥固,兜紧火升三炷香。

铅回散

铅回散疗筋骨痛，寒触结毒夜间重，
铅化成灰兑硫黄，每服五钱酒调送。

赤白游风

赤白游风如粟形，浮肿焮热痒兼疼，
表虚风袭怫郁久，血赤气白热化成。

四物消风饮

四物消风饮调荣，血滋风减赤色平，
荆防鲜蝉兼独活，柴薄红枣水煎浓。

紫白癜风

紫白癜风无痒痛，白因气滞紫血凝，
热体风侵湿相搏，毛窍闭塞发斑形。

胡麻丸

胡麻丸治紫白癜，除去风湿不致延，
苦参白附防风草，菖蒲独活威灵仙。

密陀僧散

密陀僧散风湿患，入腠成癜紫白斑，
雄硫轻粉蛇床子，石黄共末醋搽痊。

白驳风

白驳风生面颈间，风邪相搏白点癜，
甚延遍身无痛痒，治宜消风涂脂痊。

浮萍丸　豆淋酒法
浮萍丸治白驳应，晒干紫背大浮萍，
蜜丸弹状豆酒服，专能发表散邪风。

苍耳膏
苍耳风邪侵皮肤，气血失和白驳生，
连根带叶鲜苍耳，洗净熬膏酒服灵。

疠疡风

疠疡风从皮肤生，颈项胸腋无痒疼，
紫白点点不开大，皮肤风邪热结成。

乌蛇散
乌蛇疠疡风热淫，羌活防风芎五参，
栀桂秦艽通犀角，蒺藜升枳白鲜芩。

丹毒

丹毒名多云片形，风火湿寒肉分凝，

胸腹四肢分顺逆，清火消风砭敷灵。

蓝叶散

蓝叶散却赤游丹，皆因血热风邪缠，
芎芍知膏生地芷，升麻柴葛杏栀甘。

防己散

防己丹毒始白癜，渐黄亮痛湿热原，
朴硝犀角芎芩共，芪与升麻竹叶煎。

乌药顺气散

乌药顺气枳橘红，芷桔风僵独草芎，
冷瘘游行无热痛，因毒未发受寒风。

粟疮作痒

粟疮痒证属火生，风邪乘皮起粟形，
风为火化能作痒，通圣苦参及消风。

皂角苦参丸

皂角苦参粟疮痒，久似蛇皮肤难当，
芎归何首胡麻芷，大风枸杞草乌苍，
翘蒡威灵蝎白附，蒺藜天麻独蔓羌，
白蛇风藤甘杜仲，人参牛膝缩荆防。

枯筋箭

枯筋箭由肝失荣，筋气外发赤豆形，
破突筋头如花蕊，或系或灸便成功。

发无定处（下）

疥疮

疥疮干湿虫砂脓，各经蕴毒风化成，
治论上下分肥瘦，清风利湿兼杀虫。

苍术膏

苍术膏医湿疥疮，切片入锅煮取汤，
熬膏加蜜空心服，湿除热散胜群方。

犀角饮子

犀角饮子砂疥生，痒疼色赤出心经，
芍菊元参通赤豆，菖蒲姜草水煎成。

秦艽丸

秦艽丸服脓疥愈，清热痒除疮自去，
苦参大黄风漏芦，乌蛇黄连芪蜜聚。

当归饮子

当归饮子脓疥久，痒添血燥不能除，
四物黄芪何首草，荆防蒺入风自疏。

绣球丸

绣球丸用椒轻粉，樟脑雄黄矾水银，
大风子研柏油兑，干疥搓擦效如神。

臭灵丹

臭灵丹擦脓湿疥，硫黄末共油核桃，
生猪脂油各一两，水银一钱同捣膏。

癣

癣证情形有六般，风热湿虫是根原，
干湿风牛松刀癣，春生桃花面上旋。

羊蹄根散

羊蹄根散敷诸癣，羊蹄根共枯白矾，
二味研末加米醋，搽患渗湿痒可痊。

必效散

必效大黄百药煎，川槿海桐巴豆斑，
雄黄轻粉阴阳水，调搽诸癣久年顽。

散风苦参丸

散风苦参风湿盛，癣疮多痒肿痛兼，
大黄芩独防风枳，元参栀子菊黄连。

疏风清热饮

疏风清热风癣患，时作痛痒极缠绵，
苦参蝎刺猪牙皂，防风荆芥银花蝉。

消风玉容散

消风玉容绿豆面，菊花白附芷食盐，
研加冰片代肥皂，风除癣去最为先。

黄水疮

黄水疮如粟米形，起时作痒破时疼，
外因风邪内湿热，黄水浸淫更复生。

升麻消毒饮

升麻消毒却风湿，归芍银花翘蒡栀，
羌芷红花防草桔，黄水浸淫服渐失。

暑令疡毒小疖

暑令疡疖焮肿疼，头晕口苦背肌红，
较之痈疽发热异，不分日夜似火攻。

瘴疽

瘴疽因受山瘴毒，伏藏久痛附筋骨，
初黑次青如拳打，急砭恶血后脓熟。

不换金正气散

正气散因山瘴感，伏久生疽身战寒，
平胃散加半夏曲，藿香姜枣服平安。

产后痈疽

产后痈疽最属险，七情之伤六淫感，
瘀血稽留成痈疽，势溃托里不宜缓。

生化汤

生化汤宜产后疽，通滞和荣又补虚，
归芎姜炭炙甘草，桃仁酒服善消瘀。

清魂散

清魂产后风邪侵，荆芥川芎与人参，
炙甘泽兰同作剂，能疏表证效通神。

回生丹

回生产后存恶露，致发痈疽服可逐，
除热活瘀荣卫和，红花大黄豆苏木，

八珍羌芄棱延胡,乌药青陈榆香附,
乳没蒲黄良膝瓜,木香灵脂桃苍术。

翻花疮

翻花疮因溃后生,头大蒂小努菌形,
虽无痛痒触流血,血燥肝虚怒气成。

血风疮

血风疮证生遍身,粟形搔痒脂水淫,
肝肺脾经风湿热,久郁燥痒抓血津。

雄黄解毒散

雄黄解毒寒水石,白矾四两共研之,
血风疮生粟米痒,滚水调敷渗毒湿。

地黄饮

地黄饮治血风疮,痒盛不眠血燥伤,
首乌丹皮生熟地,黑参归蒺草红僵。

痦瘟

痦瘟汗出中邪风,状类豆瓣扁瘟形,
日痒秦艽汤宜服,夜重当归饮服宁。

秦艽牛蒡汤

秦艽牛蒡风留肤,瘖瘟生如麻豆形,
枳壳麻黄犀角镑,黄芩风草黑参升。

浸淫疮

浸淫疮发火湿风,黄水浸淫似疥形,
蔓延成片痒不止,治宜清热并消风。

火赤疮

火赤疮由时气生,燎浆水疱遍身成,
治分上下风湿热,泻心清脾自可宁。

解毒泻心汤

解毒泻心汤火赤,芩连牛蒡木通知,
石膏栀子防风草,元参荆芥与滑石。

清脾除湿饮

清脾除湿天疱疾,赤苓二术芩生地,
麦冬栀泻草连翘,茵陈元明同作剂。

石珍散

石珍散去火邪害,天疱破撒自康泰,
一两轻粉煅石膏,三钱黄柏加青黛。

猫眼疮

猫眼疮名取象形,痛痒不常无血脓,
光芒闪烁如猫眼,脾经湿热外寒凝。

清肌渗湿汤

清肌渗湿疮猫眼,脾湿热郁外寒缠,
平胃柴胡通泻芷,升麻白术栀黄连。

鱼脊疮

鱼脊疮由虚人成,感受湿热皮间凝,
虚寒发缓疱津水,灸变稠脓阳气生。

骨瘘疮

骨瘘疮形粟豆红,渐如梅李火毒成,
脓血不出痛不止,治同疗法即成功。

风痔

风痔证如风癣形,破流黄水痒微疼,
由于风湿客谷道,如圣膏搽功即成。

如圣膏

如圣膏用归巴豆,二味一同入香油,

炸枯加蜡添轻粉，凝搽风疳功即收。

血疳

血疳形如紫疥疮，痛痒时作血多伤，
证因风热闭腠理，消风散服功最强。

白疕

白疕之形如疹疥，色白而痒多不快，
固由风邪客皮肤，亦由血燥难荣外。

搜风顺气丸

搜风顺气车前子，苪药大黄膝菟丝，
羌独火麻榔枳郁，服去风邪血燥滋。

漆疮

漆疮感受漆毒生，腠理不密肿焮红，
初发觉痒后如疹，皮破流水更兼疼。

三白散

三白散敷漆疮消，轻粉铅粉煅石膏，
去热解毒功效速，研匀须用韭汁调。

血箭

血箭毛孔射出血,心火炽迫血乱行,
桃花散用凉水敷,再涂金墨即能停。

凉血地黄汤

凉血地黄心火盛,毛孔血溢不归经,
黄连归草芩栀子,元参煎服效通灵。

桃花散

桃花止血最为良,一两五钱生大黄,
半斤石灰相并炒,去军研筛水调强。

血痣

血痣初起似痣形,渐大如豆其色红,
揩破外皮流鲜血,肝经怒火郁血成。

花蕊石散

花蕊石散止血强,草乌星芷厚苏羌,
没轻龙骨细檀麝,苏木乳归含降香。

酸痛

酸痛本于寒气侵,郁在肌肤痛连心,
衣触手捺无皮状,法宜椒酒绵濡温。

疮口误入毒水

疮溃误入污水毒,或伤诸刺痛至骨,
金蝉散煅敷疮内,毒水流尽刺亦出。

金蝉散

金蝉溃疮受毒水,肿痛或因木刺伤,
蛤蟆胡椒皂角子,火煅烟尽研撒良。

诸疮生蝇蛆

夏月诸疮臭腐烂,蝇众生蛆治勿慢,
蝉花散服可除之,蛆化为水蝇畏散。

蝉花散

蝉花散疗诸疮秽,夏月生蛆蝇近围,
蛇蜕细辛蝉蜕黛,酒调蛆化蝇畏飞。

杂证部

跌仆

跌仆之证属寻常,复元活血汤最良,

已破亡血八珍服，未破血瘀大成汤。

大成汤

大成活瘀便立通，硝黄枳壳厚归红，
木通苏木陈皮草，煎服不行加蜜冲。

复元活血汤

复元活血跌扑证，恶血流瘀积滞疼，
山甲柴红瓜蒌草，桃仁归尾大黄行。

金疮

金疮须宜验伤痕，轻伤皮肉重伤筋，
外撒如圣桃花散，血多八珍汤独参。

三黄宝蜡丸

三黄宝蜡琥天竹，大戟儿茶硝寄奴，
雄竭藤黄铅粉汞，乳归麝碾去其粗。
蜡丸黄酒热调服，外治恶疮油化敷，
能疗金疮伤损证，续筋瘀散痛全无。

黎洞丸

黎洞金疮跌扑伤，发背痈疽诸恶疮，
瘰疬刑伤疯犬咬，蜂蛇蝎毒服敷良。
三七大黄冰麝魏，儿茶天竹竭藤黄，

羊血牛雄黄乳没，秋露和丸酒化强。

箭头入肉（附：毒箭）

箭头入肉钳不出，解骨丸纳羊脂敷，
燋铜毒箭金汁解，射罔中人蓝汁涂。

解骨丸

解骨丸能拔箭镞，蜣螂雄黄功效速，
象牙末加蜜炼丸，大如黍米纳伤处。

铁针入肉

铁针入肉随气游，走向心胸险可愁；
乌鸦翎灰酒调服，膏贴针出始免忧。

铁针误入咽喉

误吞铁针入咽喉，急饮蛤蟆血数头，
针不即吐笤篱散，或食饴糖出不留。

误吞铜钱

误吞铜钱虽无疼，久留腹中病必成，
荸荠能化坚为软，多食无伤可化铜。

骨鲠咽喉

骨鲠咽喉最可忧，吐咽刺痛碍咽喉；
鱼骨须用鸭涎灌，兽骨狗涎灌即瘳。

杖疮

杖疮须宜看其形，已破未破要分明。
清凉拈痛膏破用，敷之消肿并止疼。
未破瘀血须当砭，汤剂急宜用大成。
玉红膏贴瘀腐痛，搽之新肉自然生。

清凉拈痛膏

清凉拈痛金黄散，加入樟脑末三钱，
杖疮破后多疼痛，石灰水油调敷痊。

夹伤

夹伤禁用药贴敷，朱砂烧酒可调涂。
琼液散服随饮醉，肿势必消痛自除。
复受重刑溃破者，代杖汤药速宜图。
气血弱者当大补，六真膏贴痛即无。

代杖丹

代杖护心血不攻，丁香苏木蚓无名，

丹皮肉桂木鳖子，乳香没药自然铜。

琼液散
琼液散消瘀血滞，预酌酒至半酣时，
闹羊花末调服下，琼浆复饮醉如痴。

洗杖汤
洗杖汤陈透骨星，天冬地骨共天灵，
象皮水煎日勤洗，夹伤消肿又除疼。

琼液膏
琼液膏贴夹伤破，归闹红花芷蒲黄，
油炸又下白黄蜡，再加冰片没乳香。

代杖汤
代杖汤医夹伤验，乳没蒲黄通枳甘，
归尾丹皮鳖木耳，酒煎苏木炙穿山。

六真膏
六真膏贴夹杖伤，樟脑儿茶滴乳香，
竭没三七脂油化，和敷诸疮也相当。

竹木刺入肉

诸刺入肉系外伤，蝼蛄捣涂最为良。

如刺已出仍作痛，再涂蝼蛄即无妨。

破伤风

皮肉损破外伤风，初觉牙关噤不松，
甚则角弓反张状，吐涎抽搐不时宁。
四因动静惊溃审，陷缩神昏不语凶。
在表宜汗里宜下，半表半里以和平。

千里奔散

千里奔散破伤风，口噤拘急寒热攻，
骡蹄火煅存性研，每服三钱黄酒冲。

雄鼠散

雄鼠破伤风居表，活鼠一枚铁线绕，
阴阳瓦煅存性研，酒调尽服风邪了。

蜈蚣星风散

蜈蚣星风邪未散，搜风发汗去风源，
南星江鳔防风末，酒服经络自通宣。

江鳔丸

江鳔破伤风入里，惊兼抽搐下之宜，
天麻蜈蚣僵鸽粪，雄黄巴霜丸朱衣。

羌麻汤

羌麻汤芎风枳壳,苓芷石膏芩薄荷,
细辛菊蔓前甘草,发汗破伤风即瘥。

榆丁散

榆丁破伤风为患,头汗身无不宜散,
此药米汤服解和,防榆地丁马齿苋。

大芎黄汤

大芎黄治破伤风,汗多便秘小水红,
水煎黄芩与羌活,大黄切片共川芎。

防风当归散

防风当归表太过,脏腑虽调汗出多,
只将四味水煎服,川芎生地共相和。

小芎黄汤

小芎黄汤发散后,表热犹存用此医,
芎芩甘草煎温服,退热除根神效奇。

瓜石汤

瓜石芍芷柏芩连,苍术南星陈草煎,
医治破伤风下后,热犹不解服之瘥。

当归地黄汤

当归地黄芎藁本，白芍防风芷细辛，
破伤之时血出甚，服此滋荣风不侵。

参归养荣汤

参归养荣荣卫虚，溃疮失护风邪居，
生姜三片二枚枣，八珍汤内入陈皮。

朱砂指甲散

朱砂指甲散神效，破伤风侵手足摇，
每用四钱热酒服，南星独活指甲烧。

黑花蛇散

黑花蛇散蝎麻黄，天麻白附子干姜，
川芎附子草乌泡，善却风痰医破伤。

玉真散

玉真散芷共南星，白附天麻羌活风，
破伤风袭传经络，热酒调服立奏功。

发痉

溃疡发痉类破伤，有汗为柔无汗刚，
脓血出多成此证，补正驱邪要审详。

汤火伤

汤烫火烧皮烂疼,疱起挑破使毒轻,
烦躁作呕防毒陷,便秘神昏气喘凶。

罂粟膏

罂粟膏医汤火烧,香油罂粟共煎熬,
白蜡更兼真轻粉,患上搽涂痛即消。

冻疮

冻疮触犯严寒伤,气血肌肉硬肿僵,
凉水揉渐觉热散,大忌烘火立成疮。

人咬伤

人咬系受牙毒伤,肿痛臭烂异寻常,
始终惟宜童便洗,蟾酥条饼功最良。

熊虎狼伤人

熊虎狼伤致成疮,内外服洗葛根汤,
青布燃熏铁汤洗,独窠栗子嚼涂伤。

马咬伤

马咬伤时损肌肉，栗子嚼烂敷患处，
若逢毒气入里者，马齿苋汤速宜服。

疯犬咬伤

疯犬咬伤毒最深，刺吮粪灸尿洗淋，
顶心红发当拔去，三年禁忌保终身。

扶危散

扶危散治疯犬咬，斑蝥糯米一同炒，
滑石雄黄与麝香，研加酒服毒即扫。

琥珀碧玉散

琥珀碧玉用六一，黛珀同加研极细，
灯心汤调服三钱，滑涩能医小水利。

马汗驴涎入疮

溃疮误犯马汗伤，焮痛紫肿疮四旁，
急砭肿处出紫血，乌梅嚼烂涂敷良。
患者烦热毒攻腹，强弱量服马苋汤，
更有驴涎入疮者，冬瓜青皮末敷疮。

蛇咬伤

蛇咬伤时即饮醋,仍宜用绳扎患处,
再服五灵共雄黄,肿消口合自如故。

蜈蚣咬伤

蜈蚣咬伤用雄鸡,倒控鸡涎手蘸之,
抹搽伤处痛立止,甚饮鸡血最相宜。

蝎蜇蚕咬

蝎蜇急取大蜗牛,捣烂涂之痛立休;
蚕咬须将苎根捣,取汁搽涂患即瘳。

射工伤

射工伤人必痒痛,甚则骨肉烂成疡,
豆豉捣敷白芷洗,已烂海螵蛸末良。

蚯蚓伤

蚯蚓咬伤受毒气,眉髯脱落全无迹,
法用盐汤频频洗,久则其毒自然去。

天蛇疮

天蛇疮发肌肤中,似癞非癞是其形,
证因草内蜘蛛毒,复被露水侵始生。

蠼螋伤

蠼螋隐壁尿射人,误着皮肤水疱淫,
痛如火烙如豆大,盐汤二味拔毒侵。

百虫入耳

虫偶入耳勿惊慌,烧肉香气近耳旁,
独坐夜灯引虫出,麻油滴耳使虫殃。

婴儿部

赤游丹毒

胎毒初患赤游丹,腹肢先后内外参,
内服外贴兼砭血,红轻紫重黑难痊。

大连翘饮

大连翘饮赤游丹，归芍防通滑蒡蝉，
瞿麦石膏荆芥草，柴芩栀子共车前。

消毒犀角饮

消毒犀角饮黄连，防风甘草共和煎，
赤游丹毒啼惊搐，气粗身热服之安。

五福化毒丹

五福化毒清热速，疮瘤丹毒服即除，
参苓桔草硝冰黛，黄连胆草玄参朱。

胎瘤

婴儿初产患胎瘤，胎热瘀血是根由，
色紫渐大熟透刺，放出脓汁自可瘳。

红丝瘤

婴儿初生红丝瘤，皮含血丝先天由，
精中红丝肾伏火，相传患此终难瘳。

胎瘶疮

瘶疮始发头眉间，胎中血热受风缠。

干痒白屑湿淫水，热极红晕类火丹。

消风导赤汤

消风导赤医胎瘢，疏风清热蒡黄连，
白鲜生地赤苓薄，银花灯草木通甘。

乌云膏

乌云膏搽胎瘢疮，油拌松香末硫黄，
布摊卷扎香油泡，火燃去灰用油良。

痘痈

痘痈毒留经络中，发无定处肿不红，
留于肌肉为治易，结于骨节难成功。

保元汤

保元汤补真元气，脾胃虚弱服更宜，
人参白术炙甘草，当归姜枣共黄芪。

葡萄疫

葡萄疫同葡萄状，感受疠疫郁凝生，
遍身发点青紫色，毒攻牙齿类疳形。

羚羊角散

羚羊角散麦冬芩，知蒡防风草元参，

葡萄疫发初宜服，煎加竹叶效如神。

胃脾汤

胃脾汤治葡萄疫，日久虚添羸弱宜，
术远麦冬五味子，沙参甘草茯陈皮。

非疳散

非疳中白煅五倍，二味同研冰片兑，
医治诸疳患处擦，清热止疼去臭秽。

胎惊丹毒

胎惊丹毒面初生，形如水痘根微红，
时出时隐延颈项，继发丹毒赤游同。

四圣散

四圣散治热毒侵，木贼秦皮枣灯心，
再入黄连研粗末，煎汤去渣洗目频。

百解散

百解惊丹毒内攻，煎服不致变惊风，
干葛麻黄芩桂草，升麻赤芍共姜葱。

五和汤

五和甘草并当归，赤苓枳壳大黄随，

惊丹延乳添抽搐，煎服火毒即刻推。

滞热丹毒

滞热丹毒赤游形，伤乳多食滞热生，
较之赤游走缓慢，先宜消食次宜清。

保和丸

保和丸用茯苓夏，陈皮萝卜子山楂，
神曲连翘丸水服，能消乳积效堪嘉。

一捻金

一捻金医食火积，唇焦便秘服通利，
大黄黑白丑人参，槟榔为末须加蜜。

犀角散

犀角散消丹毒赤，升麻防己共山栀，
硝芩黄芪牛黄末，竹叶汤调服无时。

婴儿疮疡

婴儿疮疡乳火成，因食厚味滞火凝，
更兼六淫气感受，肿溃治法按疽痈。

垂痈

婴儿垂痈上腭生,喉前结肿色红疼,
积热凝结宜刺破,服五福丹抹冰硼。

胎风

胎风初起皮色红,状如汤泼火烧同,
证由孕母多积热,清胃汤服即有功。

脐疮

脐疮儿脐被水伤,草纸烧灰敷最良,
久而不愈风邪袭,恐发风痫紧紧防。

脐突

脐突胎中积热生,总由孕母失调停,
儿脐突出肿赤大,宜清母子即脐平。

白芍药汤

白芍药汤泽泻甘,再加肉桂共粗研,
专医脐肿惊啼叫,空心煎服整二钱。

外消散

外消散敷脐突冒,大黄煅牡蛎朴硝,

活田螺用清水泡,过宿取水将药调。

阴肿

阴肿之证小儿生,久坐阴湿寒气凝,
或因怒叫气结闭,寒热虚实择可行。

桃仁丸

桃仁丸逐阴肿疾,怒气闭结或湿袭,
蒺藜牵牛桂丹皮,研末蜜丸如黍粒。

乌梅散

乌梅散用乳香没,钩藤甘草元胡索,
阴囊肿兼腹中疼,煎服必先研粗末。

匀气散

匀气散因外寒侵,阴囊肿痛汗淋淋,
桔梗陈皮甘草炙,茴香姜炭缩砂仁。

白牵牛散

白牵牛散草橘红,白术桑白皮木通,
阴囊相兼四肢肿,能逐膀胱热结壅。

五苓散

五苓白术桂心加,赤茯苓除心火邪,

猪苓泽泻能分利，调和脏腑效堪夸。

立消散

立消阴囊肿痛注，因受风寒湿热毒，
赤小豆与风化硝，芍枳同研加商陆。

脱肛

小儿脱肛肺虚源，补中益气汤居先，
肿硬作痛除积热，脏毒翻肛脏连丸。

肛门作痒

肛门作痒系虫伤，下唇必生小白疮，
九味芦荟丸与服，外撒铜绿共雄黄。

遗毒

遗毒禀受结胎先，无皮身赤未易痊，
肌肤红点次斑烂，染受尚可禀毒难。

二黄散

二黄散治遗毒方，胡连甘草共牛黄，
山慈菇研为细末，每服三分加蜜汤。

痘里夹瘰

痘里夹瘰生颈项,形如桃李瓜枣状,
证兼身热多渴烦,痰气凝结致此恙。

三消散

三消痘发三四日,痰凝结瘰须当治,
归芍天花甘蒡苓,生地红蝉通夏制。

黄芪卫元汤

黄芪卫元瘰肿起,已溃未溃急补之,
人参归桔红花草,防风芍药服无时。

冲和饮子

冲和饮子麦门冬,参桔归芪柴芍苓,
花粉荆防翘白术,痘发七天痰气凝。

痘疔

痘疔不与痘疮同,俗呼贼痘是其名。
色紫黯黑硬如石,诸证蜂起难灌脓。
疔有多般须宜记,再审何处发其形。
卷帘疔生舌根底,大小不一最易明。
火珠疔生鼻孔内,阃塞喷火面赤红。

眼沿生疔名忘汲，肿如封蛤热烦增。
豢虎疔于耳内见，肾毒攻耳致成形。
燕窝疔生两腋下，面赤谵语更肿疼。
注命疔生足心里，紫筋直透足股中。
透肠疔在肛内发，痛如锥刺一般同。
骊龙疔生尿孔内，身热谵语便不通。
法按疔名施医治，自然诸证悉能平。

泻金散

泻金散治火毒疔，面赤眼红鼻内疼，
犀蒡红花生地桔，赤芍紫苏甘草生。

消毒饮子

消毒饮子苓生地，翘蒡红花甘草犀，
木通芍药灯心共，善却疔毒火证宜。

痘里发丹

痘里发丹因热极，宜施凉血散毒剂，
涂抹内服量寒凉，外用化斑汤洗浴。

痘烂

痘烂浸淫无完肤，水淬茶叶带湿铺，

上隔草纸令儿卧,一夜脓干烂即除。

痘风疮

痘风疮生先作痒,次延成片水浸淫,
痘后遇风甚成癞,麦饯散搽效可申。

渗湿救苦散

渗湿救苦散白芷,蜜陀僧研入滑石,
痘风疮起痒成片,白蜜调搽可去之。

麦饯散

麦饯痘风成癞恙,小麦炒加砒硫黄,
次入烟胶枯矾末,川椒香油调上良。